Christina Erdkönig
mit Emir Ben Naoua

Loslassen und Leben aufräumen

Inhalt

Vorwort

Wenn die Eltern sterben, geht ein Teil der eigenen Familiengeschichte zu Ende. Die Generation vor uns ist plötzlich weg. Das Wissen und die Erfahrung, auf die man bauen konnte, scheinen für immer verloren. »Wir Kinder« können die Eltern nicht mehr um Rat fragen, können uns nicht mehr darauf verlassen, dass »Mutter es schon richten wird«, dass »Vater da noch Hand anlegt«. Wir Kinder sind jetzt die »Großen« und in jeder Hinsicht auf uns selbst gestellt. Auch wer eigenständig ist, fest im Leben steht, selbst schon Familie hat, empfindet den Tod der Eltern häufig als schweren Verlust. So ging es auch mir, als mein Vater 2010 nur zwei Jahre nach meiner Mutter an Krebs starb. Obwohl ich schon 40 war und selbst Kinder habe, wurde eine große Lücke in mein Leben gerissen, worauf ich nicht annähernd vorbereitet war. Meine Eltern waren die große Konstante in meinem Leben gewesen.

Der Verlust der Eltern ist das eine, was materiell übrig bleibt, ist das andere: das Haus oder die Wohnung der Eltern, mit all den Dingen, die ihr Leben begleitet haben – die Hausschuhe, der Rasierapparat, die Teekanne.

In einer Wohlstandsgesellschaft ist das Wegwerfen von Dingen zwar normal geworden. Doch wie schwer kann es sein, bei den alten Schallplatten des Vaters und Mutters Tassensammlung eine Entscheidung zu treffen! Was soll mit den Perserteppichen, dem Mahagonischränkchen oder der alten Nähmaschine von Oma passieren? Was kann man in der Familie behalten, ohne sich selbst damit zu belasten? Neben der Trauer und dem Abschiednehmen lautet also eine wichtige Frage: Was tun mit dem Nachlass von Vater und Mutter? In den Müll werfen? Darf man überhaupt die

Sachen der Eltern einfach so entsorgen? Fragen wie diese verunsichern die Hinterbliebenen nach dem Tod der Eltern. Ich selbst stand 2011 vor dieser Frage gemeinsam mit meinen beiden Schwestern. Eine intensive Räumphase nahm ihren Anfang, in der wir uns auch auf eine Spurensuche begeben haben und viel Neues über unsere Eltern erfahren konnten, in der wir aber auch körperlich und seelisch an unsere Grenzen gelangten.

Es gibt Menschen, die einfach den Schlüssel im Schloss umdrehen und einen Entrümpler kommen lassen. Doch das ist meiner Erfahrung nach eher die Ausnahme. Die meisten Menschen, mit denen ich über dieses Thema gesprochen habe, nutzten das Ausräumen, um ihre Trauer zu verarbeiten, sich noch einmal mit ihren Eltern zu beschäftigen, die Vergangenheit Revue passieren zu lassen, Ballast abzuwerfen. Auch meine Schwestern und ich hatten uns vorgenommen, alles in unserem Elternhaus noch einmal durchzuschauen, alles noch einmal in die Hand zu nehmen. Ein zu ambitioniertes Vorhaben, wie sich später zeigen sollte.

Für dieses Buch habe ich sieben Männer und sieben Frauen zu ihren Erfahrungen mit der Auflösung ihres Elternhauses nach dem Tod von Vater und Mutter befragt. Dabei handelt es sich um Menschen zwischen 40 und 63 Jahren unterschiedlichster Herkunft und Prägung. Auf ihren Erfahrungen baut dieses Buch auf. Ihre große Offenheit und das Vertrauen, das sie mir entgegengebracht haben, machten das Buch erst möglich.

In den zehn vorliegenden Kapiteln erfährt der Leser viel über die Familiengeschichte und Lebensumstände der einzelnen Interviewpartner. Deshalb werden Gesprächspartner, wenn sie das erste Mal im Buch erscheinen, zunächst kurz vorgestellt. Zum Schutz der Privatsphäre habe ich die Namen mancher Gesprächspartner anonymisiert und Ortsnamen geändert. Sieben der vierzehn Befragten äußerten diesen Wunsch.

So unterschiedlich die Betroffenen, so unterschiedlich die Reaktionen und so vielfältig die Wege des Loslassens. Viele der Befragten waren erleichtert, ausführlich über diese Phase in ihrem Leben reden zu können. Nach wie vor ist der Tod ein Tabu in unserer Gesellschaft und damit auch das Auflösen des Haushalts nach dem Tod von Vater und Mutter. Es ist ein Thema, das vielen unangenehm ist. Mitleidsvolle Blicke und Bemerkungen wie »Oh, das erwartet mich auch einmal« sind häufige Reaktionen. Dann wird schnell das Thema gewechselt. Die Auflösung einer vertrauten Umgebung wegen des Verlusts der Eltern macht Angst. Viele weichen dem Thema aus Selbstschutz aus. Man vermeidet es, sich damit zu konfrontieren. Umso wichtiger ist es, dass darüber geschrieben wird, denn viele Betroffene fühlen sich mit ihren Problemen und in ihrer Lebenssituation alleingelassen. Dieses Buch soll Menschen nach dem Tod ihrer Eltern Mut machen, das Ausräumen ihrer Wohnung als Chance zu begreifen. Denn durch diesen Prozess kann Trauer besser verarbeitet werden, können »alte Geschichten« und mögliche Ungereimtheiten in der Familie neu reflektiert werden.

Ich freue mich sehr, den Diplom-Psychologen und Psychotherapeuten Emir Ben Naoua als beratenden Psychologen für dieses Buch gewonnen zu haben. Er verfügt über jahrelange Erfahrung als Psychotherapeut in seiner Privatpraxis in Stuttgart. Es gelingt ihm, anschaulich und ohne den »erhobenen Zeigefinger« Verhaltensmuster nachvollziehbar zu machen. Seine abschließenden Kommentare zu jedem Kapitel helfen dem Betroffenen, sich selbst besser zu verstehen und das Erlebte aus einem anderen Blickwinkel zu betrachten. Man erfährt zum Beispiel, welche Verhaltensweisen durchaus »normal« sind und wo sie herrühren. Auch mir hat er wiederholt die Augen geöffnet, was während des Ausräumens mit mir passiert ist und wie die eine oder andere hochemotionale Situation entstehen konnte.

Eines erzählen alle, die ich befragt habe, ganz gleich, ob sie ein gutes oder schlechtes Verhältnis zu ihren Eltern hatten: dass die Zeit des Räumens im Elternhaus sehr intensiv und wichtig für sie war. Aufreibend und aufwühlend, schwer und bewegend, anstrengend und ermüdend, spannend und schön – Ich wünsche Ihnen, dass mein Buch ein hilfreicher Begleiter wird in dieser Phase Ihres Lebens.

Kapitel 1:
Das Elternhaus – Ort des Gedenkens

Nach dem Tod eines geliebten Menschen ist es wichtig, einen Ort für die eigene Trauer zu finden. Viele Hinterbliebene zieht es zum Grab, um dort Ruhe zu finden und an den Verstorbenen zu denken. Das Anzünden einer Kerze kann heilsam sein.

Viele erzählen auch, dass das Bepflanzen des Grabes ihnen hilft: die Blumen aussuchen, sorgfältig die Farben zusammenstellen, die Pflänzchen auf dem Grab anordnen. Manche empfinden diese praktische Arbeit mit den Händen als eine Art Meditation. Durch das Berühren der Erde, das Graben und Schaufeln kommen sie zu sich, verlieren sich nicht mehr in abschweifenden Gedanken. Sie können dem Toten durch die nützliche Beschäftigung nah sein, können so noch etwas Gutes für ihn tun, an seiner letzten Ruhestätte sein Andenken bewahren.

Meine ältere Schwester beispielsweise nimmt sich mehrere Stunden Zeit, um in einer Gärtnerei die richtigen Pflanzen für das Doppelgrab unserer Eltern auszuwählen. Meistens kauft sie auch Stiefmütterchen in violetten Farbtönen, weil unsere Mutter genau diese Blumen so sehr mochte. Am Grab selbst verbringt sie dann mehrere Stunden, um die Farben zu komponieren, besondere Formen mit den Blumen zu bilden, zum Beispiel ein Herz. Diese kreative Arbeit mit den Händen verschafft ihr Trost. Sie besteht darauf, die Grabbepflanzung selbst zu machen. Einen Gärtner zu beauftragen kommt für sie nicht infrage.

Um den Verstorbenen zu gedenken, gehen andere wiederum an besondere Orte, die für die Verstorbenen von Bedeutung waren. Das kann eine Waldlichtung sein, eine Anhöhe mit alten Bäumen, ein Strand an der Ostsee. Es werden Orte wieder aufgesucht, an denen man gemeinsam glücklich war, intensive Gespräche führte und sich dem anderen eng verbunden fühlte.

Mir persönlich hilft der Besuch am Grab viel weniger als meiner Schwester. Im Gegenteil, der Friedhof war mir phasenweise richtiggehend verhasst. Dort wurde mir vor allem in den ersten Monaten nach dem Tod der Eltern der Verlust in seiner Härte wieder extrem deutlich. Ja, manchmal konnte ich es schlicht nicht ertragen, am Grab zu stehen. Mein Ort des Gedenkens ist ein Spaziergang über einen Feldweg bei uns in der Nähe. Dort steht auf einer Wiese ein alter Mirabellenbaum. Immer wenn ich an seinem knorrigen Stamm vorbeigehe, denke ich an meinen Vater, wie er damals, schon vom Krebs gezeichnet, voll kindlicher Freude die gelben Früchte pflückte. Er konnte sich immer an kleinen Dingen erfreuen – das halte ich so in Erinnerung.

Wenn beide Eltern gestorben sind, spielen auch das Haus beziehungsweise die Wohnung der Eltern eine große Rolle. Sie können ein Erinnerungsort werden, denn sie bieten eine Rückzugsmöglichkeit für die Trauernden. Für die meisten Familien war die Wohnung oder das Haus jahrelang Zentrum ihres Lebens gewesen, war für die Kinder Treffpunkt und Konstante, vergleichbar mit einer Insel, auf der man im Fluss des Lebens andocken konnte. Hier war man in der Regel willkommen und erwünscht. Sicherlich handelte es sich nicht immer um einen Ort reiner Harmonie. In jeder Familie gibt es Höhen und Tiefen, Streit und Entfremdung, Verletzungen und Verfehlungen. Dennoch ist es für viele ein wichtiger Ort der Trauerverarbeitung. Die Eltern sind nicht mehr da, aber es existiert noch alles, was ihr Leben ausgemacht hat: ihre Bücher, ihre Bilder, ihre Möbel. Wie eine Aura, die weiterlebt.

Auch Barbara, eine meiner ersten Gesprächspartnerinnen, kehrt immer wieder in ihr Elternhaus zurück, um intensiv an ihre Mutter und vor allem ihren Vater zu denken.

Der grüne Ohrensessel als Erinnerungsort – *Barbara*

Barbara war 45 Jahre alt, als ihre Mutter starb. Ihr Tod traf sie völlig unerwartet. Es war ein großer Schock, denn ohne jede Vorwarnung erlitt die Mutter einen Herzinfarkt. Mit ihren 69 Jahren war sie eine rüstige Oma und Mutter gewesen. Sie war schlank und bewegte sich gerne. Herzprobleme hatte sie keine gehabt – nur manchmal einen erhöhten Blutdruck. Zwei Tage vor ihrem Infarkt hatte sie gemeinsam mit ihrem Mann noch eine Partie Tennis gespielt. Auch bei der Einschulungsfeier von Barbaras ältestem Sohn eine Woche zuvor war sie noch dabei gewesen: hellwach und vital. Barbaras Mutter wollte an wichtigen Schritten im Leben ihrer Enkel teilhaben. Es war ein Samstag im Hochsommer, als es passierte. Hilflos musste Barbaras Vater mitansehen, wie seine Frau das Bewusstsein verlor. Als der Rettungswagen dann endlich kam, war sie längst nicht mehr ansprechbar. Der Notarzt konnte nur noch ihren Tod feststellen.

An die Wochen nach dem Tod der Mutter erinnert sich Barbara noch genau – auch drei Jahre später, als wir unser Gespräch führen. Die große, sportliche Frau mit dem dunkelbraunen Pagenschnitt hat Tränen in den Augen, als sie darüber spricht. Jeden Morgen, wenn sie wach wurde, erzählt sie mir, blitzte der Gedanke in ihr auf: Mama ist tot. Diese Minuten im Bett waren wie ein Übergang aus einer sanften Traumwelt in den grausamen Albtraum der Wirklichkeit. Konnte das wirklich sein? Mama tot? Der Schlaf hatte ihr ein paar Stunden Vergessen, Frieden und Ruhe gegeben. Kaum wurde sie wach, musste sie sich erneut mit dem schrecklichen Verlust befassen. Der Schmerz suchte sich seinen Raum.

In den Monaten danach kam zur Trauer um die Mutter die Sorge um den Vater hinzu. Er fühlte sich anfangs schuldig: Wieso konnte der Notarzt nicht schneller kommen? Warum konnte man ihr nicht mehr helfen? Er wollte noch so viel mit seiner Frau besprechen und war verzweifelt, weil er sich nicht richtig verabschieden konnte. Barbara und ihre Schwester versuchten den Vater abzulenken, luden ihn zum Essen ein, unternahmen gemeinsame Reisen. Eineinhalb Jahre nach dem Tod seiner Frau schien er wieder neuen Lebensmut gefasst zu haben. In diese positive Aufbruchsstimmung hinein fiel die Diagnose eines inoperablen Tumors. Für einen chirurgischen Eingriff war es zu spät. Vielleicht hat der Vater noch sechs bis sieben Monate, sagten die behandelnden Ärzte. Es folgten Monate zwischen Hoffen und Bangen. Obwohl Barbara wusste, dass medizinisch keine Hilfe mehr möglich war, lebte in ihr die Hoffnung, dass vielleicht doch ein Wunder geschehen könnte. Möglicherweise hilft die Chemotherapie ja doch? Vielleicht bringt sie ihm noch ein paar Jahre? Nach einer ersten Besserung baute der Vater allerdings sehr schnell ab und starb mit 74 Jahren. Barbara findet es ungerecht, dass sie ihre Eltern, die ihr so wichtig waren, binnen so kurzer Zeit verlor. Sie kann den Tod des Vaters nur schwer akzeptieren.

Bald stellte sich die Frage: Was soll mit der großen Wohnung der Eltern passieren? Gemeinsam mit ihrer jüngeren

Schwester Fiona war Barbara schnell klar: Sie muss verkauft werden. Keine der beiden konnte die Wohnung in Franken beziehen. Barbara wohnt 300 Kilometer entfernt an der Grenze zur Schweiz, ihre Schwester in Nordrhein-Westfalen. Der Lebensmittelpunkt der beiden hatte sich schon mit dem Studium verlagert. Ein Problem war, wie zügig die Wohnung verkauft werden sollte. Barbaras Schwester wollte gerne innerhalb des nächsten halben Jahres verkaufen, damit es über die Bühne war. Das war für Barbara eine ganz furchtbare Vorstellung, die ihr beinahe Übelkeit bereitete. Sie hing mehr an der großen Wohnung mit Garten als die Schwester. Am liebsten wollte Barbara sie noch länger halten: »Einfach abschließen und alles so lassen, dann alles sacken und ruhen lassen, und frühestens ein Jahr nach dem Tod des Vaters mit dem Ausräumen beginnen. Das konnte ich mir vorstellen. Zu mehr war ich eigentlich nicht in der Lage«.

Barbaras Herz sagte: behalten. Der Verstand sagte: Es muss sein. Natürlich wusste sie, was mit einer unbewohnten Wohnung alles passieren kann. Im Winter etwa können Leitungen und Rohre einfrieren und platzen. Ständig muss jemand danach schauen.

Schweren Herzens willigte Barbara schließlich doch ein. Die Schwestern einigten sich darauf, dass die Wohnung binnen eines Jahres verkauft werden soll. Weil sie aber so sehr am Wohnzimmer hing und die »Eltern-Aura« vorerst erhalten bleiben sollte, schloss Barbara eine Vereinbarung mit ihrer Schwester: Überall darf geräumt werden, nur im Wohnzimmer wird vorerst nichts angerührt. Dort steht der grüne Sessel, in dem der Vater immer saß. Wenn Barbara zu Besuch war, saß sie ihm gegenüber auf dem beigen Sofa. Seit sie denken kann, saß der Vater in seinem olivgrünen Ohrensessel mit den breiten Armlehnen: beim Fernsehen, beim Lesen oder wenn sie sich unterhielten. Der Sessel war auch sein Rückzugsort, wo er abends nach einem anstrengenden Arbeitstag oft einschlief. Immer noch hängt sein Geruch in dem weichen olivgrünen Velours-Stoff. Anders als im Rest der Wohnung riecht es hier nicht abgestanden und schal nach Krankheit. Wie durch einen Zauber blieb hier der »Kindheits-Vatergeruch« konserviert, freut sich Barbara.

Alle paar Wochen fährt Barbara die 300 Kilometer zur Wohnung ihrer Eltern. Sie kommt dann nicht, um Aktenordner zu sichten oder auszuräumen. Sie kommt vor allem, um sich in den alten Ohrensessel ihres Vaters zu setzen. Das ist ihre Zeit – eine Zeit der Trauer für ihren Vater. Sie empfindet diese Stunden als reinigend und wohltuend. Bei all dem Alltagstrubel und den beiden Kindern gönnt sie sich diese Stunden im Wohnzimmer ihrer Eltern. Nicht einmal der Schwester erzählt sie von diesen Nostalgie-Ausflügen. Sie will diese Art der Erinnerung an ihren Vater ganz für sich haben: »Ich sitze da drin und fühle mich mit Papa sehr verbunden. Ich brauche diese Zeit, um mich zu verabschieden. Dafür muss ich ganz alleine dort sein.«

Der Sessel ist für Barbara ein Ort des Gedenkens. Hier kann sie sich an die Gespräche erinnern, die sie führten, an die Vertrautheit und das Verständnis ihres Vaters. Barbara hatte ein Leben lang auf ihren Vater zählen können. Er hatte auch in schwierigen Lebenssituationen zu ihr gehalten, für sie gekämpft. Es war der Vater, der ihr letztlich ermöglicht hatte, aufs Gymnasium zu gehen. Barbaras Grundschullehrerin hatte ihr das nicht zugetraut. Der Vater aber glaubte fest an seine älteste Tochter und ihre Fähigkeiten. Er kämpfte für Barbaras Recht, einen Aufnahmetest am Gymnasium zu machen, den sie erfolgreich absolvierte. Später legte sie eine gute Abiturprüfung ab und beendete ihr Architekturstudium mit Auszeichnung. Im grünen Ohrensessel kann sie ihrem Vater, der immer rückhaltlos hinter ihr stand, sie unterstützte, noch einmal nahe sein. Sie vermisste ihn sehr.

Auch Claudia hatte eine enge Bindung zu ihrem Vater, aber das Wohnzimmer der Eltern wurde nach seinem Tod kein Ort des Gedenkens. Claudias Vater starb mit 72 Jahren ebenfalls an einem Krebsleiden. Ihre Mutter war schon Jahre zuvor gestorben.

Der Tod und die Veränderung des Elternhauses – *Claudia*

Claudia ist heute 46 Jahre alt und wohnt mit ihren drei Kindern und ihrem Mann in Tübingen. Obwohl das Auflösen des Elternhauses bei ihr schon einige Jahre zurückliegt, kann sich die Sozialpädagogin noch gut an die Phase in ihrem Leben erinnern: »Es war eine anstrengende Zeit, aber eine anstrengend schöne Zeit. Ich konnte von meinem Vater in seinen letzten Krankheitsmonaten gut Abschied nehmen. Wir hatten sehr viel besprechen können und ich habe sehr viel Nähe gespürt.«

In unserem Gespräch lässt sie die letzten Lebenstage ihres Vaters Revue passieren. An einem Donnerstag – drei Tage vor seinem Tod – hatten sie noch telefoniert. Der Vater wohnte nach dem Tod der Mutter alleine in dem großen Bungalow nördlich von Stuttgart, etwa 50 Kilometer von Claudia entfernt. Mit der Krankheit war er sehr tapfer umgegangen, fand sie. Er klagte kaum. Es fiel ihm sehr schwer, um Hilfe zu bitten. Umso überraschter war Claudia, als sie an jenem Donnerstag von ihrem Vater hörte, dass er langsam zu schwach sei, um alleine in dem Bungalow zu leben.

Es musste ihn viel Überwindung gekostet haben, das zu offenbaren. Ihr Vater wollte immer stark sein.

An diesem Donnerstag redeten sie lange am Telefon. Claudia wollte ihren Vater zu sich nehmen. Weil das aber erst vorbereitet werden musste, verblieben sie so, dass er in etwa zehn Tagen zu ihnen nach Tübingen ziehen sollte. Nach dem Telefonat war Claudia nicht weiter beunruhigt. Mit ihrem Mann fuhr sie in die Schweiz zu einem befreundeten Ehepaar. »Das war schon lange ausgemacht gewesen und wir haben auch nicht damit gerechnet, dass er so schnell stirbt.« Am Sonntag erreichte sie ein Anruf auf dem Mobiltelefon. Ein Mann aus der Kirchengemeinde ihres Vaters war am Apparat und teilte ihr mit, dass ihr Vater gestorben war. Der Vater war gläubiger Katholik, ging früher regelmäßig sonntags in den Gottesdienst. Weil er dann zu schwach war, um den Weg in die Kirche auf sich zu nehmen, wurde ihm die Eucharistie nach Hause gebracht. Als an diesem Sonntag niemand öffnete, waren alle sehr beunruhigt. Ein Nachbar, der einen Schlüssel hatte, öffnete schließlich die Wohnungstür. Der Vater lag leblos am Boden. Er war sitzend am Esstisch umgekippt.

Als Claudia und ihr Mann am Abend den Bungalow erreichten, lag er auf dem Sofa, blass und schmal. Er hatte die Augen geschlossen, sodass man denken konnte, er schläft, aber Claudias Vater war tot. Der tote Vater auf dem Sofa – dieses Bild lässt sie bis heute nicht los: »Den Anblick hatte ich immer wieder im Kopf. Dieses Bild verfolgte mich. Immer wenn ich in das Haus kam, um mit meiner Schwester zu räumen, und die Wohnzimmertür öffnete, sah ich wieder meinen Vater vor mir: tot auf dem Sofa liegend. Das hätte ich nicht gewollt, dass das Haus so bleibt, wie es war.« Nach etwa einem Monat begann Claudia gemeinsam mit ihrer jüngeren Schwester, das Haus auszuräumen. Seit der Vater tot ist, empfindet sie den Bungalow als kalt und unwohnlich. Auch ihre Kinder sagen immer wieder, wenn sie in das Haus kommen, dass es sich nicht mehr »richtig« anfühlt, seit Opa tot ist. Seine Aura scheint mit seinem Tod gegangen zu sein.

Das Ritual im Hauseingang – *David*

Davids Elternhaus steht am Rand einer mittelgroßen Stadt in Hessen. Ein parkähnlicher Garten umgibt das zweistöckige Haus mit Flachdach. Davids Eltern hatten immer einen Gärtner, der die Beete und Blumenrabatten pflegte. Auch nach dem Tod des Vaters kümmert sich der Mann um die Rhododendren und pflegt den Rasen. David kehrt gerne in sein Elternhaus zurück. Er mag das Haus mit dem Rundblick auf das Umland und die alten Bäume. Auch wenn jetzt beide Eltern tot sind, wirkt das Gebäude auf ihn keineswegs bedrückend. Im Gegenteil, wenn er es alle paar Wochen betritt, um aufzuräumen oder Kisten zu packen, hat er ein Ritual:

»Ich komme in das Haus rein, dann spüre ich gleich diesen Stimmungswechsel. Das Haus dämpft mich ein bisschen. Wir haben im Eingangsbereich eine große Truhe stehen. Da sind Bilder von Vater und Mutter aufgestellt. Dort zünde ich immer eine Kerze an und denke intensiv an meine Eltern. Ich werde dann ganz ruhig. Ich sammle mich erst mal. Das tut gut. Auch mein Bruder und meine Schwester zünden immer Kerzen an, wenn sie zum Räumen ins Haus kommen.«

Davids Vater starb 2012 mit 90 Jahren. »Er hatte einen schönen Tod«, erzählt David. Zwar starb er nicht zu Hause, sondern im Krankenhaus, aber David hatte ihn am Abend zuvor noch zusammen mit seiner Frau und den beiden Söhnen besucht. In der Nacht ist er dann friedlich eingeschlafen. David ist froh, dass er mit seinem Vater im Reinen war. Das war nicht immer selbstverständlich gewesen. Mehrere Jahre hatte er ein sehr schlechtes, beziehungsweise überhaupt kein Verhältnis zu seinem Vater gehabt.

Davids Vater war Inhaber eines mittelständischen Unternehmens gewesen und war es sein Leben lang gewohnt, zu bestimmen und zu herrschen. Es fiel ihm sehr schwer, im Alter die Firma, die er aufgebaut hatte, abzugeben. Auch konnte er nur schwer die moderne Herangehensweise seiner beiden Söhne akzeptieren. Bis er 80 Jahre alt war, war er jeden Tag in der Firma, von morgens bis abends. Er konnte nicht loslassen. Die beiden Söhne David und Frank standen in den Startlöchern und waren bereit, die Firma zu übernehmen. Aber sie wurden permanent vom Vater ausgebremst. Eigentlich hätte es nicht besser sein können hinsichtlich der Nachfolge in dem mittelständischen Unternehmen. Das, was viele Firmen händeringend suchen, stand doppelt zur Verfügung: Die beiden Söhne hatten die Fachkompetenz für den technischen Betrieb und sie hatten in der Branche Berufserfahrung gesammelt. Doch der Vater kontrollierte sie und ließ ihnen keinen Freiraum. Irgendwann wurde die Situation für David so unerträglich, dass es zum Bruch mit seinem Vater kam. Er zog sich komplett aus dem Familienunternehmen zurück, wechselte die Branche und zog mit seiner Familie 300 Kilometer weg in ein anderes Bundesland – ein radikaler Schritt, den er auch als Selbstschutz so durchgezogen hat.

Zwei Jahre lang herrschte Funkstille zwischen Vater und Sohn. Sie redeten kein Wort miteinander. Nur langsam kam es wieder zu einer Annäherung – vor allem durch den Tod der Mutter vor sieben Jahren. Sie war das Herz der Familie gewesen. Der Vater, inzwischen über 80, war mit der Situation alleine im Haushalt völlig überfordert gewesen. Er musste erst lernen, sich selbst ein Rührei zu braten, seine Einkäufe zu erledigen. Immer hatte er für die Firma gelebt. Die Rollen zwischen ihm und seiner Frau waren klar verteilt gewesen. »Mimi« war für den Haushalt zuständig gewesen. Es dauerte Monate, bis er sich in seinem neuen Leben zurechtfand. In dieser Zeit lernte David, seinem Vater zu verzeihen. Dennoch trennte David weiter streng zwischen Beruf und Familie. In das Familienunternehmen, in dem der Bruder nach wie vor unter schwierigen Bedingungen arbeitete, wollte David nie mehr zurückkehren.

Nach dem Tod des Vaters lag für die drei Geschwister die Entscheidung auf der Hand: Das Gebäude wird verkauft. Alle drei haben schon ihre eigenen Hausstände und Familien. Außerdem kostet es sehr viel, das Anwesen mitsamt Gärtner noch länger zu halten. »Es ist gut, jetzt einen Schlussstrich zu ziehen und das Haus zu verkaufen. Alles andere macht keinen Sinn. Ich möchte auch meine Frau und die Kinder nicht aus ihrem Umfeld hier in dieses Haus verpflanzen.« David schaut ernst. Auch ein Jahr nach dem Tod des Vaters trägt der schlanke, sympathische Mann noch häufig schwarz – an diesem Tag einen schwarzen Rollkragenpullover.

Das Elternhaus

Wenn wir anderer gedenken, dann machen wir uns über sie Gedanken. Bilder entstehen vor dem inneren Auge, verschiedene Erlebnisse werden wie ein kleiner Film abgespult. Erinnerungen kommen wieder und damit auch viele Gefühle. Dabei können Orte oder Gegenstände, die uns an Menschen erinnern, hilfreich sein. Das Elternhaus, der Schulweg, den wir mit der Mutter gegangen sind, oder auch der Laden, in dem man gemeinsam eingekauft hat. Je nachdem, was wir mit dem Menschen verbinden, den wir verloren haben, sind es schöne oder auch schmerzhafte Bilder. Orte des Gedenkens können somit zu Ankern für unsere Erinnerung werden. Für Barbara ist dies der Sessel des Vaters. Wenn sie den Geruch wahrnimmt und den Sessel spürt, kann sie Erinnerungen abrufen und sie im Innern lebendig werden lassen. Der Sessel ist für Barbara aber auch wie eine Brücke zum Vater. Ein Symbol dafür, dass es noch unvollendete Themen gibt. Für unsere Seele ist es wichtig, dass wir Dinge, die wir tun, Gedanken, die wir denken, und Handlungen, die wir begonnen haben, vollenden können. Wenn wir dabei unterbrochen oder behindert werden, dann kann dies für uns sehr schwierig werden. Vielleicht kennen Sie das: Sie wollten in die Küche gehen, um sich beispielsweise einen Tee zu machen, bevor das Telefon klingelte und Sie das Gespräch annahmen. Nach dem Telefonat fällt Ihnen allerdings nicht mehr ein, was Sie eigentlich zuvor machen wollten. Dieser Zustand macht uns unruhig. Wir finden erst wieder unseren inneren Frieden, wenn uns wieder einfällt, dass wir eigentlich in die Küche wollten, um uns einen Tee zuzubereiten. Wir Menschen halten unvollendete Handlungen eher schlecht aus. Wenn uns bereits Kleinigkeiten wie Teekochen aus dem Konzept bringen können, dann wird deutlich, dass es für uns noch sehr viel schwieriger sein kann, wenn uns etwas Unvollendetes mit einer Person verbindet, die gestorben ist. Worte, die wir noch hätten sagen wollen, Handlungen, die wir gerne umgesetzt hätten. Meistens bereuen wir, dass wir Probleme nicht mehr klären können oder uns nicht richtig verabschieden konnten.

Orte des Gedenkens sind in solchen Momenten sehr hilfreich. Sie verbinden uns einerseits mit dem Menschen, den wir verloren haben, andererseits können wir dort noch einmal in einem geschützten Rahmen darüber nachdenken, was wir vielleicht noch hätten sagen wollen oder tun können. Wir können unsere Gedanken sortieren. Wir können gemeinsame Erlebnisse noch einmal vor dem geistigen Auge ablaufen lassen. Schwierige Momente vielleicht mit anderem Blick betrachten. Manchmal kann es notwendig werden, im Nachhinein einem Menschen Fehler zu verzeihen. In solchen Momenten bietet sich für uns die Chance, auch Unangenehmes loslassen zu können.

Vom Vater konnte sich Barbara verabschieden. Übrig geblieben ist ihr der Verlust eines Menschen, der ihr Halt gegeben hat und immer für sie da war. Uns fällt es dann oft schwer, darüber nachzudenken, wie viel uns jemand bedeutet hat und dass wir dieser Person jetzt vieles nicht mehr sagen oder vielleicht zurückgeben können. Auch hier bleibt vieles unvollendet. Ein Ort des Gedenkens kann für eine kurze Zeit die entstandene Lücke etwas füllen. Wenn für uns wichtige Personen gegangen sind, dann suchen wir manchmal Orte auf, an denen sie sich gerne aufgehalten haben. Der Sessel, in dem der Vater immer saß, die Parkbank, auf der die Mutter immer den Vögeln nachschaute, oder das Lieblingsrestaurant der Eltern. Dies kann uns ein Gefühl geben, als wären sie noch da. So können wir langsam Abschied nehmen und loslassen. Es gibt aber auch Menschen, die genau solche Orte meiden, da sie sonst mit ihrer Trauer konfrontiert werden.

Für Claudia und David war dies weniger ein Problem. Sie konnten beide mit ihrem Vater noch vieles klären, also vollenden. Deshalb brauchen sie vermutlich auch das Elternhaus nicht als Objekt des Gedenkens, um es als Brücke nachträglich zu nutzen, um Gedanken oder Handlungen noch abzuschließen. Je stimmiger sich Dinge oder Ereignisse für uns im Innern anfühlen, desto weniger benötigen wir Objekte im Außen als Symbol. Es ist somit auch wichtig, dass wir uns darüber bewusst werden, welche Gedanken oder Handlungen wir vielleicht noch abschließen müssen. Was ist noch unausgesprochen? Welche Themen sind mit der Person, die gestorben ist, noch offen?

Orte des Gedenkens können uns Trost spenden aber auch Hinweise geben, was noch offen sein könnte. Sie können eine Brücke auf dem Weg sein, Unvollendetes zu vollenden. Da wir nicht mehr die Chance haben, mit dem Verstorbenen zu sprechen, können wir dies auf eine symbolische Art nachholen. Viele Menschen sprechen am Grab mit der Person und versuchen Unausgesprochenes zu artikulieren, Unvollendetes noch zu vollenden. Wir können dies auch in einem inneren Gespräch tun oder einen Brief schreiben. Auch wenn uns klar ist, dass die Person den Brief nicht lesen wird, ist es für unsere Psyche oder Seele sehr heilsam, dass wir die Worte dennoch ausgesprochen oder aufgeschrieben haben. Vielleicht beantworten Sie dabei für sich folgende Fragen: Wofür bin ich dir dankbar? Was nehme ich dir noch übel?

Kapitel 2: Entscheidung

Nach dem Tod der Eltern stehen viele organisatorische Dinge an: alles Nötige für die Trauerfeier in die Wege leiten, Dankeskarten verschicken, Versicherungen der Verstorbenen kündigen. Dann drängt allmählich die Frage in den Vordergrund: Was tun mit dem Elternhaus, der Wohnung von Mutter und Vater? Verkaufen? Vermieten? Oder sogar behalten und selbst einziehen? Viele Hinterbliebene überfordert diese Frage im ersten Moment. Sie wünschen sich zunächst ein bisschen Ruhe und eine Verschnaufpause nach der Beerdigung und der ganzen Bürokratie, die nach dem Tod der Eltern zu regeln ist. Da ist der Nachlass zu regeln, Notartermine stehen an.

Als mein Vater gestorben ist, fragten mich immer wieder Kollegen und Freunde: Und was passiert jetzt mit dem Haus? Mich versetzte die Frage stets in eine Art Schockzustand. Sie traf mich wie ein Faustschlag in die Magengrube. Rational war das Interesse natürlich nachvollziehbar. Doch ich war absolut noch nicht bereit für die Auseinandersetzung mit dieser Frage. »Wir werden das Haus wohl verkaufen«, gab ich schließlich immer knapp zur Antwort. Die Frage nach meinem Elternhaus hatte mein Innerstes berührt: meine Vergangenheit, meine Kindheit. Sie war mir zu intim.

Einigen konnte ich mich mit meinen Schwestern bereits zwei Monate nach dem Tod unseres Vaters. Klar war, wir würden verkaufen, denn keine von uns wollte das Haus behalten. Ich hatte bereits gemeinsam mit meinem Mann ein Haus aufwendig renoviert und umgebaut. Wir wollten von dort keinesfalls weg. Meine Schwestern leben weiter entfernt. Für sie kam es auch nicht infrage.

Die Entscheidung lag also schnell auf der Hand. Aber es war nicht die Entscheidung an sich, die uns allen schwerfiel, sondern vielmehr die Tragweite der Entscheidung. Denn sie hat unwiederbringliche Konsequenzen: Alles ist weg, gehört einem Fremden. Wir können nicht mehr an den Ort unserer Kindheit zurück, können nicht mehr die Johannisbeeren ernten oder die Magnolienblüte im Frühling bewundern. Es kommt einem Abschied von der Kindheit gleich.

Auch Karin fiel diese Entscheidung schwer.

Darf man den Traum der Eltern begraben? – *Karin*

Karin ist eine schlanke, gepflegte Frau von Mitte 50. Sie trägt eine hellblaue Bluse und eine naturfarbene Strickjacke. Ihr Ess- und Wohnzimmer hat ein gediegenes Flair. Die Räume sind in hellen Farbtönen gehalten: Weiß und Creme überwiegen. Vom großen einladenden Esstisch aus Nussbaum schaut man auf eine kleine Terrasse im Hinterhof. Terrakotta-Kübel mit Orangenbäumen und Oleanderbüschen stehen dort.

Karin stammt eigentlich aus einem kleinen Dorf bei Eckernförde in Schleswig-Holstein. Seit über 20 Jahren wohnt sie aber jetzt schon in der Nähe von Ludwigsburg in Baden-Württemberg. Sie ist verheiratet und hat eine 16-jährige Tochter. Karin ist eine zurückhaltende, ruhige Frau, die nicht viel Aufhebens um ihre Person macht. In schlichten kurzen Sätzen erzählt sie von der Zeit, als sie Abschied von ihrem Elternhaus nehmen musste. Dabei ist sie immer wieder sehr nachdenklich und in sich gekehrt. Sie findet es aber gut, diese Zeit noch einmal Revue passieren zu lassen. Für unser Gespräch hat sie sich extra vorab kurze Notizen gemacht.

Das Auflösen ihres Elternhauses in Norddeutschland liegt bei Karin bereits einige Jahre zurück: »Ich bekomme aber immer noch eine Gänsehaut, wenn ich über diese Zeit rede. Es war so endgültig: der Abschied von meiner Heimat, meiner Kindheit. Es war ein richtiger Umbruch in meinem Leben – ein Wendepunkt. Es war auch eine heftige Zeit. Ich musste so schnell entscheiden: Was will ich von meinen Eltern mitnehmen, was will ich dort lassen?« Karins Mutter war jahrelang krebskrank gewesen. Eine Heilung war nicht mehr möglich. Diese Jahre waren für Karin aufreibend und emotional sehr belastend. Als einzige Tochter fühlte sie sich sehr verantwortlich für die Mutter. Sie krank und alleine in Norddeutschland zu wissen, tat ihr weh. So oft sie konnte, reiste sie in ihren Heimatort Fleckeby. Wieder zu Hause in Ludwigsburg zuckte sie bei jedem Telefonklingeln zusammen. Sie musste immer mit dem Schlimmsten rechnen. So war es dann auch an einem warmen Mai-Abend: »Ich bekam einen Anruf aus Kiel – aus der Klinik: Sie haben gesagt, ich solle so schnell wie möglich kommen. Meine Mutter würde nicht mehr lang leben. Ich bin gleich hingefahren, habe sie aus dem Krankenhaus abgeholt und dann haben wir ganz intensiv zu Hause noch mal Zeit verbracht. Wir haben in ihrem Schlafzimmer viel geredet, auch wie gut sie sich mit meinem Vater verstanden hat. Ja, das war sehr innig. Dann, als sie zwei Tage später starb, waren auch mein Mann und meine Tochter dabei. Es war traurig, aber auch ein schönes Gefühl, sie so begleitet zu haben. Sie war fast bis zum Schluss ansprechbar und hatte nur wenig Schmerzen.«

Karin hatte ein sehr enges Verhältnis zu ihrer Mutter. Sie fühlte sich von ihr in allen Lebenslagen unterstützt. Zu ihrem Vater hatte sie eher ein distanziertes Verhältnis gehabt. Er war recht jung, mit nur 61 Jahren, an Lungenkrebs gestorben. Damals durfte keiner über die Krankheit sprechen. Der Vater verbat sich das. Genau das wollte Karin bei ihrer Mutter anders machen. Das Thema sollte dieses Mal im wahrsten Sinn des Wortes nicht totgeschwiegen werden. Mit ihrer Mutter sprach sie deshalb viel über das Sterben. »Das Totschweigen ist viel schlimmer als das Reden über den Tod«, sagt Karin.

Karin ist sehr stolz, dass es ihr gemeinsam mit ihrer Mutter gelungen ist, dieses schwierige Thema offen und ehrlich anzugehen. Sie spricht auch noch heute mit viel Bewunderung über die letzten Lebensmonate ihrer Mutter: »Sie war so unglaublich zuversichtlich, obwohl sie so krank war. Das Verrückte war: Sie hat noch vier Wochen vor ihrem Tod die Türen frisch streichen und neue, sehr teure Gardinen anfertigen lassen. Als ich nach der Beerdigung mit meinem Mann und meiner Tochter zurück in das Haus meiner Eltern kam, stach uns der Geruch von frischer Farbe in die Nase.«

Karin fühlt sich Norddeutschland eng verbunden. Sie liebt es, den Wind auf ihrem Gesicht zu spüren, die Schlei mit dem Fahrrad entlangzufahren. Der weite Himmel mit den schnell ziehenden Wolken, die gelben Rapsfelder: Das alles ist ihre Kindheit und steht für ihre Heimat. Eine kurze Zeit lang spielte sie mit dem Gedanken, das Elternhaus zu behalten. Gemeinsam mit ihrem Mann dachte sie darüber nach, es als Ferienhaus zu nutzen.

Karin weiß, wie wichtig das Haus für ihre Eltern war. Sie zeigt mir während unseres Gesprächs ein Foto davon. Die Farben auf dem Bild sind schon etwas verblasst, aber das typisch norddeutsche Haus mit den roten Klinkersteinen ist dennoch deutlich zu erkennen. Es ist zweigeschossig mit einem Giebeldach und hat einen großen Vorgarten: »Meine Eltern hatten nie viel Geld. Das mit dem Haus war ihr Traum gewesen, den sie sich verwirklicht haben. Für meine Mutter war das schon was Tolles, dass sie das geschafft haben.« Natürlich fiel es ihr auch deshalb schwer, das Haus zu verkaufen. Es war ein bisschen, als würde sie den Traum der Eltern begraben. Der Vater, der als Lkw-Fahrer auf dem Bau arbeitete und jeden Monat Geld zurücklegte, um sich den Traum vom Eigenheim zu erfüllen – er ging Karin lange nicht aus dem Kopf. Schließlich waren es vor allem praktische Gründe, die sie zum Verkauf bewegten: Wenn sie es dreimal im Jahr als Ferienhaus nutzten, wer sollte sich dann um das Haus kümmern, wenn sie monatelang nicht da waren? Wer sollte im Winter Schnee schippen? Das Herbstlaub rechen? Auch das Haus zu vermieten schien ihr wenig realistisch.

Ein letztes Mal verbrachte sie nach dem Tod der Mutter mit ihrer Familie im Sommer eine Ferienwoche im Elternhaus. Allerdings war diese Woche ernüchternd. Das Haus hat seine Aura, seine Wärme verloren. Ihre Mutter fehlte. Sie öffnet nicht mehr die Haustür bei der Ankunft, beklagt Karin. Sie bekocht sie nicht mehr und macht nicht mehr ihre witzigen, pointierten Sprüche. Das Leben war aus dem Haus gezogen, so kam es Karin vor. Nach dieser Woche fiel Karin der Abschied leichter als erwartet.

Das Elternhaus als Quelle des Lebens – *Rocco*

Rocco hat mehr als die Hälfte seines Lebens in Deutschland verbracht. Der 63-Jährige antwortet aber auf die Frage, woher er kommt, spontan: »Aus Leverano in Süditalien, in der Region Apulien.« Mit 19 Jahren kam er nach Deutschland. Das war 1969. Er fand eine Arbeitsstelle als Schreiner und heiratete eine deutsche Frau. Sie bekamen zwei Kinder. Alles schien für den jungen Mann rund zu laufen in Deutschland, doch Rocco fühlte sich zerrissen zwischen den Welten. Er wollte zurück in seine Heimat. Er überzeugte seine Frau, mit ihm nach Leverano zu gehen. Sie willigte nach langem Zögern und stundenlangen Diskussionen ein. Drei Jahre lang lebten sie gemeinsam in Süditalien. Es war eine Art Testlauf, doch seine Frau konnte nicht Fuß fassen. Sie wollte wieder zurück. Ihr zuliebe ging Rocco schweren Herzens wieder nach Deutschland. Es ist diese Zerrissenheit, die Roccos Biografie wie einen roten Faden durchzieht und sein Leben bestimmt.

Der kleine, drahtige Mann ist sehr sympathisch und lächelt viel. Wenn er über Leverano und sein Elternhaus spricht, wird sein Gesicht kurz ernst. »Das Haus ist mein Leben. Leverano ist mein Leben. Nur dort kann ich meine Seele baumeln lassen.« Auch nach über 30 Jahren in Deutschland spricht er mit einem italienischen Akzent. Er rollt das »r« und zieht die Vokale häufig in die Länge. Inzwischen geht es ihm auch deutlich besser, erzählt er. Vor einem Jahr, als seine Mamma starb, fiel er in ein tiefes Loch. Zwar war seine Mutter mit über 90 Jahren hochbetagt und ihr Tod kam nicht überraschend, doch ohne sie hatte er das Gefühl, seine Wurzeln zu verlieren: »Meine Mutter ist ja sozusagen die Quelle meines Lebens. Es hat mich sehr verwirrt, dass die Quelle des

Lebens weg ist. Wer führt uns noch? Wer tröstet uns? Zu wem kann ich aufschauen? Wer gibt die Richtung vor? So habe ich dann gedacht. Es gab Momente, wo ich richtig verloren war.«

Roccos Mutter war eine starke Frau, die sich um ihre große Familie immer hingebungsvoll kümmerte, erzählt er. Sieben Kinder zog sie im armen Apulien der 1960er Jahre groß. Rocco ist der Zweitjüngste. Seine Mutter musste sogar Bettlaken und Handtücher selbst weben. »Meine Mutter hat immer gewebt: Hemden, Hosen, Leintücher mit Webstuhl – es war notwendig, weil wir es nicht kaufen konnten.

Manchmal hab ich gesagt, das ist ein so schönes Handtuch, wie konnte sie das so schön machen, wo sie doch nicht lesen konnte. Der Vater konnte auch nicht lesen, hat es sich selber beigebracht.« Er war Kleinbauer und besaß einen Weinberg und Olivenbäume. Er verkaufte seine Waren auf Märkten. Der Verdienst reichte gerade so, dass die Familie über die Runden kam.

Das Haus aus gelbem Sandstein, das sein Vater 1956 für die Familie gebaut hat, bedeutet Rocco sehr viel. Hier hat er seine Kindheit verbracht. »Wir hatten eine gute Kindheit. Ich bin froh, dass ich geboren worden bin, wo ich geboren worden bin. Wir hatten das Materielle nicht, aber das Gute war unsere Freiheit. Ich war immer draußen. Wir waren stundenlang auf den Bäumen, haben Fangen gespielt. Wir haben gespielt, ohne zu denken: Was ist die Konsequenz?« Nach dem Tod der Mutter war schnell klar, dass Rocco das Haus behalten würde. Da war kein langer Entscheidungsprozess notwendig. Er konnte gar nicht anders, sagt er, denn alles, was aus ihm im Leben geworden ist, habe mit diesem Haus und Leverano zu tun. Dass das Haus im Besitz der Familie bleibt, wünschen sich auch seine Geschwister. Da Rocco der Einzige ist, der noch kein Haus besitzt, werden sie sich rasch einig. Rocco kauft seinen Geschwistern deren Anteile ab.

Auf dem Papier gehört ihm jetzt alleine das Haus, aber er will keineswegs alleine darüber bestimmen. Im Gegenteil, er möchte mit seinen Geschwistern alles teilen. Sie alle haben Schlüssel für das helle Sandsteingebäude. Wenn er wieder in Deutschland ist, beruhigt ihn der Gedanke ungemein, dass seine Geschwister dem Haus immer wieder einen Besuch abstatten. »Meine Schwester Giovanna zum Beispiel geht jeden Tag in unser Elternhaus. Sie sagt dann: ›Vado a casa di Mamma‹ (=Ich gehe ins Haus unserer Mutter). Dort kann sie zur Ruhe kommen. Das finde ich schön.« Auch nach dem Tod der Eltern bleibt das Haus also ein wichtiger Ort für die Familie. Rocco ist froh, sich so entschieden zu haben. Und vielleicht geht er ja doch irgendwann für immer nach Italien zurück. »Das ist für mich immer eine Möglichkeit – aber meine Kinder leben in Deutschland. Das macht diese Entscheidung doch schwer.«

Die Tragik der eigenen Familiengeschichte – *Joachim*

Joachim stand seiner Mutter sehr nah. Sie war ein wichtiger Teil seines Lebens: »Ich war mit meiner Mutter immer eng verbunden. Mein älterer Bruder eher mit dem Vater.« Maria – so hieß seine Mutter – prägte ihn als praktizierende Katholikin auch in seinem Glauben. Letztlich war ihre religiöse Erziehung auch der Grundstein für seinen späteren Werdegang. Mit 19 Jahren entschied Joachim sich für ein Studium der katholischen Theologie. Nach seinem Examen wurde er Pastoralreferent und arbeitet heute als Gefängnisseelsorger in einer großen Justizvollzugsanstalt.

Joachim ist ein freundlicher, zurückhaltender Mensch

von Mitte 40. Mit seiner Frau und den drei Kindern wohnt er in einem Reiheneckhaus eines Neubaugebiets. Selbstgemalte Wasserfarbenbilder schmücken den Eingangsbereich des Hauses, wo auch viele Kinderjacken und Fahrradhelme hängen. Dort, direkt gegenüber der Eingangstür, ist ein kleiner Weihwasserkessel an der Wand angebracht. Über dem silbergrauen Behälter erhebt sich ein Kreuz. Joachim lächelt, als er ihn mir zeigt, und mit einem Augenzwinkern sagt er fast ein wenig entschuldigend: »Der Weihwasserkessel ist aus Billigeisen, eigentlich total hässlich, aber er bedeutet mir viel. An diesem kleinen Ding – so unscheinbar es ist – hängen viele gute Erinnerungen, vor allem an meine Mutter. Er war früher im Elternhaus in Reutlingen an der Wand in meinem Kinderzimmer angebracht. Vor ihm habe ich abends gemeinsam mit der Mutter immer die Abendgebete gesprochen.« Und auch heute noch kommt der Weihwasserkessel zum Einsatz. Vor der Schule betet Joachim dort häufig mit seinen Kindern, bittet um Gottes Segen, wenn sie auf einen Schullandheimaufenthalt oder ins Pfadfinderlager fahren. Genauso wie es seine Mutter zu tun pflegte.

Joachim freut sich, dass eine Familientradition weiterlebt und seine Mutter so Teil seines täglichen Lebens ist. Als sie vor einigen Jahren starb, war er zuerst nicht sicher, ob er sein Elternhaus in der Nähe von Reutlingen behalten sollte. Er selbst wohnte damals noch mit seiner Familie in einer Mietwohnung, allerdings in einer anderen Stadt. Sein älterer Bruder hatte bereits eine eigene Immobilie und kein Interesse, das Elternhaus zu übernehmen.

Joachims Mutter war 75, als bei ihr eine unheilbare Krebserkrankung festgestellt wurde. Nachdem sie die Diagnose erfahren hatte, blieben ihr noch drei Monate zu leben. Joachim begleitete sie in dieser Zeit. Er besuchte sie mehrmals in der Woche im Hospiz. »Das war eine sehr intensive

Zeit«, erzählt der schlanke Mann mit dem ernsten Blick. Und immer wieder kreisten die Gespräche um das Haus. Immer wieder äußerte seine Mutter den Wunsch, dass er gemeinsam mit seiner Familie das elterliche Haus übernehmen soll. Joachim und seine Frau, die damals mit dem zweiten Kind schwanger war, nickten dann verständnisvoll. Sie antworteten aber stets ausweichend: Das Haus sei doch jetzt noch kein Thema. Joachim wollte zu diesem Zeitpunkt noch nicht über das Haus nachdenken. Der Gedanke überforderte ihn. Seine Mutter dagegen ließ das Thema nicht los. Jedes Mal, wenn er sie im Hospiz besuchte, bat sie ihn, dass er mit seiner Familie in das Haus ziehen möge. Es war ihr wichtig, dass es im Besitz der Familie bleibt.

Joachim konnte seiner Mutter diesen Wunsch aber nicht erfüllen. Dafür gab es mehrere Gründe. Zum einen fand er keine Stelle als Pastoralreferent in der Nähe von Reutlingen. Zum anderen hatte er Vorbehalte gegenüber dem Haus, die ihm erst langsam bewusst wurden. Heute gibt er zu, dass er insgeheim froh war, keinen Arbeitsplatz in Reutlingen bekommen zu haben. Jahrelang war ihm nicht klar gewesen, dass er zwiespältige Gefühle gegenüber dem Haus hegte, weil es eine tragische Geschichte in sich barg. Ein Schatten lag auf dem Anwesen. Das wurde Joachim bewusst, als seine Mutter im Hospiz lag. Wie viele Sterbende sprach sie in einer Rückschau auf ihr Leben auch von negativen Erlebnissen. Ein prägendes Gefühl war das der Ablehnung durch die Familie ihres Mannes gewesen. »Auf dem Sterbebett sprach sie immer wieder darüber. Das Thema ließ sie nicht mehr los. Es verfolgte sie bis zu ihren letzten Tagen vor ihrem Tod.«

Nach dem Zweiten Weltkrieg war Joachims Mutter als junge Frau aus dem katholischen Bayern in das protestantische Reutlingen gekommen. Sie arbeitete zunächst als Köchin in einem Verlegerhaushalt. In Reutlingen lernte sie dann auch Joachims Vater kennen: Erich. Er war Kriegsversehrter und hatte in Russland einen Lungendurchschuss erlitten. Ein Jahr hatte er in Breslau in einem Lazarett gelegen. Erich stammte aus einer streng protestantischen Reutlinger Familie. Die tiefkatholische Maria traf also auf den streng evangelisch erzogenen Erich und sie verliebten sich ineinander. Trotz aller Widerstände heirateten sie später.

Was heutzutage völlig normal scheint, war in der Nachkriegszeit in manchen Regionen Deutschlands mehr als unüblich, ja geradezu anstößig. Ehen zwischen den beiden christlichen Konfessionen waren selten. Dass sie als Katholikin in »Feindesland« lebt, ließ vor allem die dominante Schwester ihres Mannes sie immer wieder spüren. Diese konnte die Entscheidung ihres jüngsten Bruders für Maria nicht nachvollziehen: Maria war katholisch und kam aus einfachen Verhältnissen – zwei inakzeptable Makel aus Sicht der Schwester. Erich, der durch seine Kriegsverletzung gezeichnet war und mit einem angeknacksten Selbstvertrauen durchs Leben ging, konnte der autoritären Schwester kaum etwas entgegensetzen. »Mein Vater war das schwache Glied in der Familie. Seine Kriegsverletzung mit 19 Jahren in Russland hat ihn für sein Leben geprägt. Ihm fehlten mehrere Rippen. Er musste mit einem Lungenflügel weiterleben. Einige Zehen waren erfroren. Er war zu 100 Prozent schwerstbehindert. Beruflich konnte er nicht wirklich hoch hinaus. Er war Angestellter in der öffentlichen Verwaltung, bei uns daheim im Rathaus. Mein Vater war zwar ein offener Mensch, auch was den katholischen Glauben meiner Mutter anging. Er, der aus einer extrem protestantischen Familie kam, begleitete sie sogar in die katholische Messe. Hier war er tolerant. Aber er war insgesamt konfliktscheu und ein Mann, der eher den Kopf einzog. Sein Lungendurchschuss in Russland hat seine Persönlichkeit bestimmt. Und so geschwächt konnte er – der Jüngste von drei Geschwistern – der willensstarken älteren Schwester nichts entgegensetzen, sie nicht in die Schranken weisen. Seine Frau war den Anfeindungen immer wieder ausgesetzt.«

Ein Leben lang sollte diese Ablehnung seine Mutter prägen und wie ein Schatten über der Familie liegen. Joachims Mutter wurde von den Geschwistern ihres Mannes nie gänzlich akzeptiert. Joachim erinnert sich, wie unglücklich seine Mutter deswegen oft war: »Es war auch ein stückweit etwas Belastendes in der Kindheit. Meine Mutter war oft unzufrieden, weil sie nie von der Familie meines Vaters angenommen wurde. Mein Vater wiederum stand zwischen den Fronten – zwischen seiner Schwester und der eigenen Ehefrau. Er war auch nicht stark genug, sich aus den engen Geschwisterbanden zu lösen. Diese Familienkonstellation war voller Tretminen. Es war nicht immer einfach zwischen meinen Eltern. Deshalb wollte ich auch keinen Retroversuch starten und das Haus übernehmen.«

Joachim hat nach dem Tod der Mutter dieses Kapitel ihrer Familiengeschichte aufarbeiten können. Letztlich brachte die Entscheidung, ob er das Elternhaus übernehmen soll, einen Prozess bei ihm in Gang. Und er setzte sich noch einmal intensiv mit der Ablehnung seiner Mutter durch die Familie ihres Mannes auseinander. Heute, Jahre später, sagt er, fühlt sich die Entscheidung richtig an, das Elternhaus damals abzugeben. So hatte er auch die finanziellen Mittel, sich und seiner Familie das große neue Reiheneckhaus zu kaufen. Ein kleines Stück seiner Familiengeschichte hat er behalten: Das »Gütle« an der Achalm. Seine Frau, die Afrikanerin ist, hatte ihn dazu gedrängt: »Meine Frau hat mich gebremst, als ich es abstoßen wollte. Meine Frau kommt ja aus Afrika und sieht da auch vieles anders als ich. In der afrikanischen Kultur ist die Familie noch mal zentraler. Ich hätte das ›Gütle‹ auch abgewickelt. Kleine Kinder, und dann wieder Rasen mähen – wenn man Zeit hat, regnet es natürlich. O je, habe ich gedacht. Aber ich bin dem Rat meiner Frau gefolgt und jetzt froh darüber. Wir haben das durchgezogen. Für den Ruhestand braucht man auch was.« In seinem ernsten Gesicht zeichnet sich ein Lächeln ab, dann beginnt er zu lachen.

Aus Sicht des Psychologen Entscheidung

Wenn wir eine Entscheidung treffen, haben wir meist mehrere Möglichkeiten. Wir versuchen, diese abzuwägen und uns für eine Alternative zu entscheiden. Es gibt Entscheidungen, bei denen wir eine bereits getroffene Wahl wieder zurücknehmen können. Wenn ich mich zum Beispiel für diese eine Hose entschieden habe und sie dann doch nicht mehr möchte, dann kann ich sie bis zu einem bestimmten Zeitpunkt zurückbringen und mir eine andere auswählen. Bei diesen Entscheidungen ist uns meist nicht bewusst, dass eine Entscheidung immer auch bedeutet, dass wir damit eine andere Alternative ausschließen. Wenn es nicht um eine Hose geht, sondern um das Elternhaus, dann stehen wir vor dem Problem, mit welcher Alternative wir leben können – vor allem aber auch, mit welcher nicht gewählten Alternative wir unseren Frieden finden können.

Hinzu kommt, dass uns beim Tod der Eltern oder eines Elternteils meist die Erfahrung fehlt. Viele Entscheidungssituationen sind uns bereits vertraut, weil wir sie schon mehrmals durchlebt haben. Nehme ich Vanille- oder Schokoeis? Kaufe ich dieses oder jenes Auto? Wir haben uns schon oft falsch oder richtig entschieden und uns an die Vorgehensweise gewöhnt – uns Strategien zurechtgelegt. Je teurer etwas ist oder je endgültiger die Entscheidung, desto mehr Informationen ziehen wir in der Regel für die Entscheidungsfindung hinzu. Beim Auto lassen wir uns beraten, nehmen Prospekte mit und sprechen vielleicht mit anderen Menschen darüber. Dann treffen wir eine Entscheidung. Ob wir mit dieser Entscheidung leben können, hängt ganz davon ab, ob wir vorher die richtigen Informationen hatten, welche Informationen uns wichtig waren und wie wir nach einer Entscheidung mit diesen Informationen umgehen. Beim Elternhaus aber geht es nicht um den Kauf eines Autos oder eines Kleidungsstücks. Es ist also nicht »nur« eine Sache. Es geht um viele Gefühle, Erinnerungen und Teile unserer Biografie. Wir brauchen also bei der Abwägung der Alternativen auch diese Informationen. Wie entscheide ich mich eigentlich, wenn es darum geht, einen Teil meiner eigenen Biografie zu verkaufen? Wie fühlt es sich an, wenn nun das Haus Teil der Biografie eines anderen wird?

Sind wir eher praktisch veranlagt und ist uns eine eher nüchterne Betrachtungsweise lieber, dann werden wir uns mehr mit den Fragen des Verkaufs, des Preises oder der Sinnhaftigkeit des Behaltens eines Hauses beschäftigen. Der Blickpunkt liegt dabei also eher auf der Nützlichkeit. Bei der Entscheidung für oder gegen den Verkauf des Elternhauses spielen diese Überlegungen natürlich eine große Rolle, aber nicht nur. Für Karin standen eher rationale Überlegungen im Vordergrund. In der Abwägung der Alternativen hat sie sich für die praktische Vorgehensweise entschieden: »Wer soll sich um das Haus kümmern? Werden wir es auch nutzen?« In der Abwägung zwischen den emotionalen Aspekten und den sachlichen Gründen hat sich Karin dafür entschieden, das Haus zu verkaufen, weil dies für sie objektiv das Beste war.

Damit hat sie sich aber auch gegen ihre Gefühle entschieden. Es sei an dieser Stelle betont, dass damit keine Wertung abgegeben werden soll. Es gibt nicht das einzig Richtige. Weder emotionale Entscheidungen noch sachliche Entscheidungen sind besser oder schlechter. Es ist nur wichtig, sich so zu entscheiden, dass es sich für uns stimmig anfühlt.

In der Abwägung der Alternativen waren für Rocco eher die Gefühle ausschlaggebend. Kosten- und Nutzenabwägungen spielten dabei eine geringere Rolle. Das Haus ist nicht nur eine Sache, sondern Mittelpunkt der Familie und Symbol für deren Herkunft. Damit ist für Rocco das Haus auch die Wurzel der eigenen Identität. Rocco hat sich dafür entschieden, das Haus der Eltern zu behalten. Er ist nicht der Frage nachgegangen, was eher nützlich oder praktisch ist, sondern was sich für ihn besser anfühlt und womit er besser leben kann. Für Menschen, die ihre Heimat verlassen haben und in einem anderen Land neue Wurzeln geschlagen haben, ist das Elternhaus meist auch ein Ort der Herkunft. Das Haus als Symbol für eine meist komplett andere Kultur, Mentalität und Sprache. Wenn Menschen nicht in ihrer Heimat leben, dann brauchen sie einen Ort, wo sie wieder »zurückkommen« können, auch wenn sie es oft nicht tun. Das Elternhaus ist dann auch etwas, womit sich das Heimweh ein wenig lindern lässt. Die Vorstellung, dass Roccos Schwester täglich hingeht und dass Rocco selbst vielleicht eines Tages dort wohnen wird, kann den Schmerz über den Verlust der Eltern und der Heimat ein wenig lindern.

Wenn wir in dieser Betrachtungsweise bleiben, dann hat Joachim den Mittelweg gewählt. Er hat das Elternhaus verkauft und das »Gütle« behalten. Er hat andere Symbole für sich gefunden, um das Andenken an die Mutter aufrechtzuerhalten. Traditionen wie das Gebet, der Weihwasserkessel und gemeinsame Rituale. Sachliche Aspekte, aber auch emotionale konnte Joachim so miteinander verbinden.

Bei Entscheidungen ist es kaum möglich, von richtig oder falsch zu sprechen. Karin, Rocco und Joachim haben für sich die Wahl getroffen, mit der sie am besten leben können. Sie haben sich Zeit gelassen, um Informationen gegeneinander abzuwägen. Bei allem Abwägen von Nützlichkeit oder Sinnhaftigkeit spielte aber bei allen dreien auch das Gefühl eine wesentliche Rolle. In Entscheidungsprozessen können Emotionen manchmal vernachlässigt werden. Wenn wir nicht gezwungen sind, das Haus zu verkaufen, und eine Wahl haben, dann sollten wir das »Bauchgefühl« auf jeden Fall auch mitbefragen, denn der Verkauf eines Hauses ist in der Regel eine endgültige Entscheidung. Wenn Sie nicht wissen, was Ihr Bauch gerade sagt, dann kann diese kleine Übung vielleicht helfen:

> Stellen Sie drei Stühle nebeneinander. Legen sie jeweils auf einen Stuhl einen Zettel mit der Aufschrift »Haus ist verkauft«, »Haus ist vermietet«, »Ich werde in dem Haus leben«. Setzen Sie sich nacheinander auf einen Stuhl, schließen Sie die Augen und achten Sie nur darauf, wie es sich anfühlt, auf dem Stuhl zu sitzen. Meistens ist der Stuhl mit dem besten Gefühl auch die bessere Entscheidung, sodass Sie für sich sagen können, dass Sie mit der Entscheidung gut leben können.

Kapitel 3: Überwindung

Der Staub legt sich langsam auf die Sessel, die Regale und die Fensterbank. Alles wird verdeckt von einer feinen, weißen Schicht. Die Spitzenvorhänge ähneln inzwischen einem grauen Schleier und die Topfpflanzen lassen die Blätter hängen.

Viele Hinterbliebene lassen nach dem Tod der Eltern erst einmal die Dinge ruhen. Oft wird nicht einmal geputzt oder Staub gewischt. Da ist der Wunsch, nichts zu verändern, alles so zu lassen. Das Ausräumen wird vor sich hergeschoben, denn es kostet Überwindung und Kraft. Die unzähligen Dinge wirken erdrückend und lähmend. Häufig haben die Eltern noch den Krieg erlebt, Hunger und Entbehrung erlitten und deshalb viel gehortet – für schlechte Zeiten.

Plötzlich müssen sich die Hinterbliebenen Gedanken machen, ob die Hausschuhe des Vaters in den Mülleimer gehören oder jemand sie noch gebrauchen kann. Darf man solche Dinge überhaupt wegwerfen? Wer möchte die alte Kaffeemühle? Wer den alten Bauernschrank? Es sind diese vielen Entscheidungen, die abschrecken.

Und es gibt auch eine natürliche Hemmschwelle vor den intimsten Dingen Verstorbener: die Zahnbürste der Mutter, ihr Gebiss und ihre Lesebrille.

An diese Dingen zu rühren ist schwer. Auch Sigrids Elternhaus ist vom Keller bis zum Dach gefüllt.

Ein langsames Herantasten – *Sigrid*

Das Haus steht auf einem Hügel. Vom Garten aus kann man das ganze Dorf sehen. Es ist ein weiter, offener Blick über Streuobstwiesen, den Sigrid schon in ihrer Kindheit liebte. Vom Dachfenster konnte sie sogar fast bis in die Rheinebene sehen. Dieses Haus mit den Gemüsebeeten und dem wilden Kirschbaum im Garten gehört jetzt Sigrid, einer 48-jährigen Religionslehrerin. Sie hat es geerbt. Das Wort »Hausbesitzerin« geht ihr nur schwer über die Lippen. Ja, es verursacht sogar ein leichtes Unbehagen, denn es bedeutet auch Verantwortung und Belastung. In dem Haus hatte ihre Mutter die letzten Jahre alleine gelebt, bevor sie in ein Pflegeheim und sogar für einige Zeit in eine psychiatrische Klinik musste. Sigrid erzählt offen über die letzten Monate ihrer Mutter, die schwer manisch-depressiv war. Die Krankheit prägte ihre letzten Lebensjahre. Auch das Verhältnis zwischen Sigrid und ihrer Mutter war dadurch sehr belastet. Die 75-Jährige war unberechenbar geworden. Manche Entscheidung war für Sigrid nicht mehr nachvollziehbar, etwa als ihre Mutter nur wenige Monate vor ihrem Tod noch das Haus sanieren ließ. Sigrid wollte dabei eigentlich ein Wort mitreden, aber ihre Mutter hatte sie nicht gefragt, was sie verletzt hatte.

Nach dem Tod der Mutter kann sich Sigrid dem Haus ihrer Kindheit nur langsam wieder annähern. Im ersten Sommer fährt sie die 50 Kilometer nur gelegentlich, um den Nachmittag dort zu verbringen. Sie arbeitet dann im Garten. Das Haus betritt sie nur selten. Ihr Mann und ihre drei Kinder fragen sie immer wieder: »Was machst du jetzt mit deinem Haus?« Dann fühlt sie sich hilflos und ohnmächtig. Ihre Eltern haben so viel aufgehoben! Der Vater hat selbst kaputte Dinge noch verstaut. »Ich war wirklich blockiert.

Eineinhalb Jahre konnte ich nichts aus dem Haus ausräumen. Es war auch so kalt darin. Ich machte dann einen Test: Ich wollte wissen, wie das Haus auf mich wirkt, ob ich es behalten kann. Jahrelang hatte ich dort nicht geschlafen, weil es meiner Mutter zu viel war, wenn wir alle fünf zusammen kamen. Deshalb wollte ich einfach wissen, wie sich das Übernachten anfühlt. Dann habe ich mit meinem Mann dort übernachtet. Wir haben im Schlafzimmer meiner Eltern geschlafen. Dort war auch noch das »Gräble«, wo ich als Kind immer lag, wenn ich nachts schlecht geträumt hatte und zu meinen Eltern ins Bett schlüpfte. Das Gräble hat mich richtig gerührt. Da jetzt wieder zu liegen – nach mehr als 40 Jahren! Dann, am Morgen nach dieser Testnacht in meinem Elternhaus, dachte ich: So schlecht hab ich gar nicht geschlafen! Das Haus ist gut für mich. Doch als ich mich dann im Schlafzimmer umschaute, erschrak ich! Es war, wie wenn ich zum ersten Mal die Spinnweben sehen würde. Alles war verstaubt! Hier musste endlich etwas passieren.«

Als dann noch ihr ältester Sohn in der benachbarten Universitätsstadt studieren wollte, stand die Entscheidung fest: Felix sollte in das Haus seiner Großeltern ziehen. Erst dann konnte Sigrid ihre Hemmschwelle überwinden und anfangen, zu räumen. Sigrid ist stolz, dass sie Schlafzimmer und Wohnzimmer jetzt leergeräumt haben. Sie empfand das Räumen sogar als einen reinigenden, befreienden Akt. »Das ist erst der Anfang. Felix hat jetzt eine Studentenbude – zwei Zimmer mit Küche. Der Keller und die anderen Zimmer müssen noch warten. Das ganze Ausräumen wird noch lange dauern. Ich finde das schon ambivalent. Auf der einen Seite hätte ich gerne alles sofort los. Aber ich finde es auch schön, manche Dinge durch die Hände gleiten zu lassen und Erinnerungen zuzulassen.«

Sigrids Bruder lebt als Ingenieur in China. Aus dem Elternhaus will er nichts haben. Er hat ein zweites Haus der Eltern geerbt. Damit war für ihn immer klar: Sigrid kümmert sich um das Elternhaus, weil sie es auch bekommt. Überhaupt sieht er das Ganze viel nüchterner. Schon oft hat er Sigrid gefragt, warum sie nicht alles in einen Container wirft. Ein Gedanke, der für Sigrid unfassbar ist.

Die Zwischenphase in der Küche – *Joachim*

Auch Joachim lässt eineinhalb Jahre verstreichen, bis er anfängt, das Haus seiner Mutter auszuräumen. In diesen eineinhalb Jahren nach ihrem Tod wird das Haus zum Treffpunkt für ihn und seinen Bruder. Sie reden über die Eltern, aber auch über das, was noch zu organisieren ist. »Es gab diese Zwischenphase nach dem Tod meiner Mutter und dem Ausräumen. In dieser Phase haben wir uns regelmäßig im Elternhaus getroffen. Das war für uns wichtig. Da stand die Kaffeemaschine in der Küche. Einer hat noch Brezeln mitgebracht. Das war schon ein Ritual: Lasst uns im Haus treffen!

Natürlich mussten wir auch schauen, ob alles im Haus in Ordnung ist. Geputzt haben wir eigentlich nie. Vielleicht wollten wir das Ganze auch ein bisschen unberührt lassen. Als die Spinnweben immer größer wurden, mussten wir schon überlegen, was wir tun. Da war die Frage im Raum: Ziehe ich sogar mit meiner Familie in mein Elternhaus? Aber ich habe keinen Arbeitsplatz dort in der Nähe bekommen. Wir haben uns dann entschieden, es zu verkaufen. Was das Ausräumen angeht, war ich die treibende Kraft und habe alles in die Wege geleitet. Mein Bruder ist sowieso immer der zögerlichere Typ von uns beiden gewesen, obwohl er sechs Jahre älter ist.«

Joachims Frau war wieder schwanger, die kleine Tochter gerade erst ein Jahr alt. Sein Leben war ausgefüllt mit der Arbeit als Pastoralreferent und der Familie. Da war keine Zeit für langes Zögern. Joachim begann das Haus leerzuräumen. Manchmal war sein Bruder dabei, manchmal auch ein Freund. Besonders viel Überwindung kostete Joachim das Herausschlagen seines Kinderzimmers: »Da stand ich mit der Axt in meinem alten Kinderzimmer. Meine Eltern hatten richtig solide Eichenschränke bei uns in die Zimmer bauen lassen. Sie waren sehr aufwendig gemacht. Aber weil ich nicht so viel Zeit hatte, die Möbel Schraube für Schraube abzubauen, mussten wir sie zerschlagen. Ein Freund von mir war an diesem Samstag dabei. Das weiß ich noch, wie wir in den Schranktrümmern standen und alles zerhackt haben. Das war schon heftig. Es tat schon weh, denn es war noch nicht furchtbar alt. Ein einziges Schränkchen haben wir behalten, das hat jetzt mein ältester Sohn.«

Es ist jetzt schon einige Jahre her, dass Joachim die Kinderzimmermöbel mit brachialer Gewalt zerschlagen hat, aber noch immer nimmt es ihn mit. Er hat das Gefühl, sich rechtfertigen zu müssen. »Es war damals einfach ein enormer Zeitdruck. Es ging Schlag auf Schlag, meine Frau war wieder schwanger. Das zweite Kind war unterwegs. Da konnte ich nicht ständig zu meinem Elternhaus fahren. Es war über eine Stunde Autofahrt dorthin. Nach zwei verlängerten Wochenenden und einer Woche Urlaub war das Haus leergeräumt.«

Endlich Ordnung ins Chaos! – *Thomas*

Bei Thomas war es völlig anders. Bereits zwei Wochen nach der Beerdigung seines Vaters räumte er sein Elternhaus aus. Der DRK-Rettungsassistent ist sehr pragmatisch und ging das Ausräumen nüchtern an. »Mein Vater hatte sein Leben gelebt. Es musste weitergehen. Da ich keine Geschwister habe, war klar: Ich erbe das Haus alleine. Also konnte ich gleich loslegen.«

Sein schnelles Ausräumen erklärt sich Thomas mit der Lebenssituation seines Vaters in den letzten Monaten vor seinem Tod. Der 75-Jährige hatte am Schluss ein eher trauriges, eintöniges Leben geführt. »Er hat sich echt gehenlassen. Jeden Tag saß er auf dem Sofa im Wohnzimmer – immer auf dem gleichen Platz – und schaute aus dem Fenster, tagein, tagaus. Ständig war das Radio an: ein Volksmusiksender mit viel Dudelmusik. Er war zu nichts mehr sonst zu motivieren. Manchmal haben wir ihn zum Einkaufen abgeholt oder mal zu uns geholt, damit er seine zwei Enkelkinder sehen konnte. Aber ansonsten hatte er keinen Antrieb mehr.«

Thomas erzählt, wie heruntergewohnt und ungepflegt das Reihenhaus war. Immer wieder betont er, wie wichtig es ihm war, endlich alles sauberzumachen, endlich Ordnung zu schaffen! Jeden Tag nach der Arbeit im Rettungswagen kam er noch in sein Elternhaus und räumte aus. Manchmal war seine Frau dabei, meist kam er aber alleine. Vieles lud er gleich auf seinen Anhänger und fuhr es direkt zu einem Entsorgungsunternehmen. Auch die alten Wohnzimmerschränke waren dabei. »Die waren völlig aus dem Leim.« Sachen, die ihm wichtig waren, vor allem Bücher und Schallplatten, packte er in Kisten. Obwohl er sonst Schwierigkeiten hat, Dinge wegzuwerfen, fiel es ihm dieses Mal nicht schwer.

Es waren die Gerüche seiner Kindheit, die ihn manchmal in dem Aufräumdrang innehalten ließen. Eine alte Schublade im Wohnzimmer war die »Schokoladenschublade«. Hier bewahrten die Eltern die Süßigkeiten auf, vor allem Vollmilchschokolade. Und noch immer roch die Schublade nach Kakao, was Thomas erstaunte. Es war, als ob die Zeit stehen geblieben wäre. Erinnerungen stiegen auf, Bilder, als die Mutter noch lebte. Sie starb schon sehr jung, als Thomas gerade 18 Jahre alt war. Jahrelang hatte sie an Krebs gelitten.

Vor allem mit der Mutter hatte Thomas eine innige Beziehung. Das Verhältnis zu seinem Vater bezeichnet er kurz und lapidar als »normal«. Aber das Reihenhaus ist geprägt vom Vater. Vielleicht fiel es ihm deshalb auch nicht schwer, es zu räumen. Nach einer Woche war es leer.

Aus Sicht des Psychologen Überwindung

Überwindung bedeutet auch Veränderung. In den meisten Fällen entscheiden wir selbst, ob und wie wir uns verändern wollen und vor allem wann. Beim Tod der Eltern werden wir meist abrupt mit Änderungen konfrontiert. Keine Zeit, sich darauf einzustellen. Keine konkreten Gedanken für den Moment danach. Beim Wohnungswechsel oder der Entscheidung für einen anderen Beruf lassen wir uns Zeit. Wir fragen Freunde oder Bekannte um Rat. Wir wägen Vor- und Nachteile ab und entwerfen unterschiedliche Szenarien. Wir lassen es also nicht automatisch geschehen, sondern arbeiten am Veränderungsprozess. Beim Ausräumen des Elternhauses ist es nicht anders. Sigrid und Joachim haben sich die Zeit genommen, die sie brauchten, um sich daran zu gewöhnen, dass sie das Elternhaus ausräumen und damit ein neues Kapitel in ihrem Leben beginnen. Eine Zeit ohne die konkrete Erinnerung an die Kindheit, weil die Gegenstände und Orte von damals nun nicht mehr existieren oder an ihrem Platz sind. Sich genau diese Zeit zu nehmen ist wichtig. Dabei hat jeder Mensch seine eigene Geschwindigkeit und seinen eigenen Stil. Versuchen Sie sich zu erinnern, wie Sie sich von anderen Menschen, die Sie gerne haben, in der Regel verabschieden. Sind es eher lange Abschiede, wo Sie versuchen, den Punkt der eigentlichen Trennung und des Loslassens durch Gespräche oder noch eine Bestellung im Café hinauszuzögern oder sind Sie eher der Typ, der kurz und knackig Abschied nimmt, weil Sie wissen, dass der Schmerz der Trennung wehtun wird? In dem einen Fall lassen wir die Gefühle zu. Im anderen Fall wehren wir sie ab, weil die Gefühle uns überfluten könnten und wir deshalb Angst bekommen. Angst, dass wir sie nicht aushalten können. Diese Verhaltensmuster werden bereits früh in unserer Kindheit angelegt. Dabei spielt es eine große Rolle, welche Erfahrungen wir mit unseren Eltern gemacht haben. Konnten wir uns darauf verlassen, dass sie wiederkommen, wenn es geheißen hat »Mama ist gleich wieder da«? Oder wurden Sie mal nicht vom Kindergarten abgeholt und standen weinend da und haben gewartet? Heute mögen wir vielleicht über solche Erlebnisse schmunzeln. Damals war eine solche Erfahrung für das kleine Mädchen oder den kleinen Jungen existenziell. Diese schmerzlichen Gefühle haben wir abgespeichert. Von diesen Erfahrungen hängt es unter anderem ab, ob wir später loslassen können oder nicht. Denn Loslassen heißt nicht Vergessen. Es ist vielmehr eine Transformation von inneren Objekten.

Äußere Objekte wie das Kinderzimmer, die Kaffeemaschine, die Haarbürste und auch Menschen können zu inneren Objekten werden. Wenn Sie jetzt die Augen schließen und sich ihr Kinderzimmer von damals vorstellen, dann können

Sie auch den Geruch oder Geräusche von damals aktualisieren. Sie riechen förmlich den Kaffee vom Frühstückstisch oder das Parfüm der Mutter. Diese inneren Bilder und Eindrücke sind es, die wir als sogenannte innere Objekte anlegen. Je klarer für uns diese Bilder sind, desto leichter können wir loslassen. Deshalb ist es wichtig, vor dem Schritt der Veränderung – also vor dem Schritt, die äußeren Objekte aufzulösen – sich die Zeit zu nehmen, noch einmal den Duft zu riechen, noch einmal die Geräusche zu hören, noch einmal einen genauen Blick auf die Anordnung der Gegenstände zu werfen. Erst wenn unsere inneren Bilder klar sind, können wir die äußeren abreißen. Eine Möglichkeit, dies zu tun, sind Rituale, wie es Joachim getan hat. Sich in der Wohnung aufzuhalten. Die Gegenstände noch einmal zu benutzen. Dort zu essen. Aber nicht jeder braucht dies. Für Thomas war es wichtig, schnell zu handeln und die Veränderung rasch einzuleiten. Beide Möglichkeiten, schnell oder langsam handeln, haben Vor- und Nachteile. Zu langes Warten kann den Abschied schmerzlicher machen, als er sein müsste. Zu schnelles Handeln kann kurzfristig den Schmerz minimieren, birgt aber die Gefahr, dass die Gegenstände, das Haus, das Zimmer dann weg sind, wenn die eigentliche Trauer einsetzt. Egal wie wir es tun, wir sollten uns Zeit nehmen, achtsam sein und Beobachter unseres Handelns bleiben – denn dann ist die Überwindung auch der Beginn eines neuen Lebensabschnitts.

Kapitel 4: Spurensuche

Wer waren die Eltern? Was hat sie als Menschen ausgemacht? Nach ihrem Tod kommen Erinnerungen hoch, Bilder tauchen wieder auf, Worte, die gesagt wurden. Auch Streitigkeiten und Verletzungen treten wieder ins Bewusstsein. Eine evangelische Pfarrerin sagte einmal zu mir, als ich um meine Mutter trauerte: »Man trägt seine Eltern auch nach ihrem Tod mit sich herum wie einen Rucksack. Der Rucksack ist immer mit dabei. Wichtig ist, nur die guten Erinnerungen an die Eltern einzupacken!« Diese Bemerkung der Frau fand ich anfangs sehr weise. Die Sätze haben mich einige Monate begleitet und mich nicht losgelassen. »Nur das Gute einpacken!« Nach einiger Zeit kamen mir aber Zweifel. Es drängte sich die Frage auf: Ist es überhaupt richtig, nur das Gute mitzunehmen, nur die guten Erinnerungen?

In den ersten Monaten nach dem Tod idealisieren wir häufig die Verstorbenen. Wir überheben sie, machen sie zu makellosen Geschöpfen, die uns immer rückhaltlos liebten, immer gut und warmherzig waren. Dass dieses Bild nicht der Realität entsprechen kann, da jeder Mensch – auch die eigenen Eltern – Fehler machen und gemacht haben, liegt auf der Hand. Barbara Dobrick schreibt in ihrem Buch »Wenn die alten Eltern sterben: Das endgültige Ende der Kindheit«: »Die Idealisierung der Mutter, des Vaters kann für kurze Zeit zum Trauerprozess gehören. Während des starken Trauerschmerzes haben wir ganz besonders die guten Eigenschaften der verlorenen Personen vor Augen, denn auf sie nun für immer verzichten zu müssen macht uns ja so traurig.«[1] Sie warnt aber davor, zu lange an diesem Idealbild festzuhalten, denn es kommt einer »Lebenslüge« gleich. Zum Erwachsenwerden gehört für sie auch, dass man sich von dem Idealbild verabschiedet. Für manche beginnt also hier schon ein Prozess des Loslösens, denn es gilt, dieses Bild der immerzu perfekten Eltern über Bord zu werfen.

Der Tod der Eltern mit seiner Endgültigkeit zwingt uns, Bilanz zu ziehen: über das Gute auf der einen, das Schlechte auf der anderen Seite. Nach einer ersten Phase, in der man die Eltern möglicherweise mit einer rosaroten Brille sieht, drängen auch negative Erlebnisse, Erinnerungen an Verletzungen und Zerwürfnisse an die Oberfläche. Um klarer zu sehen, sich besser zu sortieren, das Verhältnis zu den Eltern zu prüfen, ist das Räumen in ihrem Nachlass eine große Chance. Es bietet eine wunderbare Möglichkeit, auch innerlich reinezumachen und die Eltern aus einem neuen Blickwinkel zu betrachten, sie mit anderen Augen zu sehen. Zum Beispiel können Briefe und Fotos Hinterbliebenen neue Hinweise geben und zum Nachdenken anregen. So können der Vater, die Mutter – die Menschen also, die für Sie als Kind die wichtigsten Bezugspersonen waren – besser verstanden werden. Vielleicht gelangt auch Neues über sie ans Tageslicht, denn endlich darf in die Schränke geschaut werden, die zu Lebzeiten der Eltern tabu waren, oder ein Blick in die geheime Schublade geworfen werden, die man als Kind nie öffnen durfte.

---

1 Dobrick, Barbara: Wenn die alten Eltern sterben – das endgültige Ende der Kindheit, S.119f

Auch Katharina will mehr wissen über ihre Eltern. Acht Jahre nach dem Tod der Mutter, die an Darmkrebs litt, stirbt auch ihr Vater mit 81 Jahren an Altersschwäche. Gemeinsam mit ihrer Schwester räumt sie das Haus aus. Diesen Prozess nimmt sie sehr ernst. Er ist wichtig für sie und kommt einer Spurensuche gleich.

Das fehlende Puzzlestück – *Katharina*

Katharina will vor allem ihren Vater besser verstehen – auch nach seinem Tod. Im Elternhaus hofft sie, Dinge zu finden, die ihn ihr als Mensch näherbringen. »Es ist, als würde ich im Haus etwas suchen: wie eine Botschaft von unserem Vater an mich oder an uns. Ich will etwas finden, das mir den Menschen näherbringt, als hätte ich ihn verloren und will ihn im Haus wiederfinden.« Der Vater war oft ernst und verschlossen gewesen, gab ihr ein Leben lang Rätsel auf. Seine manchmal barsche Art, vor allem gegenüber der Mutter, konnte so verletzend sein. Dann war er wieder charmant und witzig. Katharina hatte den Eindruck, dass er ein Geheimnis mit ins Grab genommen hatte, denn er hatte eine schwere Kindheit erlebt, über die er selten sprach. Beim Räumen im Elternhaus begleitet die 51-Jährige ständig dieses Gefühl: Da ist noch etwas, das er ihr hinterlassen wollte. Deshalb wird das Ausräumen für sie wie eine Schatzsuche – aufregend und spannend.

Da der Vater nichts wegwerfen konnte, ist es aber auch ein Kämpfen durch Papierberge. Alte Zeitschriften aus den 1970er Jahren stapeln sich in seinem Arbeitszimmer. Der Raum mit dem großen Eichenschreibtisch und dem wuchtigen Ledersessel war für die Kinder tabu gewesen. Jetzt ist Katharina mit einem großen Papierberg konfrontiert. Rund um den Schreibtisch türmen sich Automagazine und alte Ausgaben des »Spiegel«. Bei den Massen von Papier, die Katharina vorfindet, kocht auch eine leise Wut in ihr hoch: Warum konnte er aber auch gar nichts wegwerfen? Der Vater hatte den Drang zu horten, konnte schlecht loslassen.

In einer Schublade im Schreibtisch entdeckt Katharina ein altes vergilbtes Schwarz-Weiß-Foto ihres Vaters: »Da ist er mit seinem ersten Auto, einem VW Cabrio Ende der 1950er Jahre abgelichtet. Er trägt eine dunkle Sonnenbrille und eine attraktive dunkelhaarige Frau steht neben ihm und lächelt in die Kamera. Das muss seine Freundin vor unserer Mutter gewesen sein. Da war er auch ein ganz anderer Mensch. Da war er so cool. Das fand ich interessant. Da hat er so anders sein können.« Der Vater, der oft so streng mit sich und anderen war, wirkt auf dem Foto jung und unbeschwert, dem Leben zugewandt. Katharina ist richtig inspiriert von dem Bild. Fast schon kindlich aufgeregt zeigt sie es ihrer jüngeren Schwester, die in der Küche die Töpfe und das Geschirr sortiert. »So lässig konnte unser Vater aussehen! Wahnsinn, oder?«

So wenig hatte der Vater über seine Zeit als Jugendlicher und junger Mann gesprochen, dass beide von dem Foto sehr berührt sind. Über seine ersten Autos hatte er dagegen gerne gesprochen: den ersten VW Cabrio, den blauen BMW. Aber über Beziehungen und Freundschaften wenig. Seine Kindheit und Jugend war für die Töchter ein unbekanntes Land gewesen, das sie nicht betreten durften. Ganz selten gab es Momente, in denen sich eine Tür öffnete und er die Vergangenheit hineinließ. Dann redete er sich in eine lebhafte Erzählstimmung, fädelte Erinnerungen wie Perlen an eine Schnur, Stück für Stück. In dieser Stimmung duldete er keine Unterbrechung und kein Nachfragen. Andächtig hörten die Töchter zu.

Manchmal kam es auf langen Autofahrten zu solchen Erinnerungsblitzen. Der Vater war am Steuer und sprach über die Kriegszeit – wie er als 12-Jähriger das erste Mal einen Toten sah. Ein amerikanischer Soldat lag in einer Blutlache auf der Straße, getroffen von einer Kugel der Wehrmacht. Seine silberne Armbanduhr tickte noch. Es war auch die erste Armbanduhr überhaupt, die Katharinas Vaters sah. Solche Uhren kannte er nicht. Der Vater war einerseits tief erschrocken beim Anblick des toten Mannes, aber gleichzeitig fasziniert von der Armbanduhr am Handgelenk des Soldaten.

Die Erzählstunden waren für die Kinder kostbare Augenblicke, weil sie so selten waren. Manchmal verging ein Jahr, ehe es wieder zu einem solchen Moment kam. Anders war es bei Katharinas Mutter. Sie hatte schon früh ihren Kindern von ihrer Kindheit und Jugend auf dem Land erzählt. Auch von ihren Schwärmereien und ersten Liebesgeschichten hatte die Mutter den Töchtern erzählt. Deswegen sucht Katharina im Nachlass der Eltern auch weniger nach Spuren der Mutter, sondern gezielt nach Hinweisen zu ihrem Vater. Es ist wie eine Suche nach fehlenden Puzzlestücken. Ein wichtiges Puzzlestück findet sich an einem Abend, als sie alleine im Haus räumt. Katharina kann ihr Glück kaum fassen, als sie im hintersten Eck in einem Fach eines großen alten Eichenschranks schwarz-marmorierte dünne Bücher findet: Es sind zwei Tagebücher ihres Vaters!

Die Bücher in Taschenbuchgröße riechen zwar etwas modrig, sind aber noch in gutem Zustand. Nie hatte sie zu hoffen gewagt, Tagebücher zu finden. In seiner sauberen, klaren Schrift hat Katharinas Vater dort Seite um Seite verfasst. Es sind seine Einträge als 18-jähriger Oberschüler, in denen er die Welt hinterfragt und voller Zweifel ist, welcher Weg der Richtige für ihn ist. Sie ist erstaunt, wie hart er dabei mit sich ins Gericht geht: »Schon wieder warst du nicht in der Bibliothek lernen, ja, du hast nur die Hälfte des Pensums für die Prüfung in Finanzbuchhaltung geschafft.« Es sind aber auch die Beschreibungen einer Bergtour in den Alpen, die sie tief berühren: »Wie majestätisch hebt sich der kristallene, hell leuchtende Firn der Wächte gegen den tiefblauen, ja violetten Himmel ab.« Wie poetisch sich der Vater ausdrückte! Wie wunderschön er die Natur beschreiben konnte. Davon hatte sie keine Ahnung gehabt. Später, in seinem kaufmännischen Beruf, konnte er diese Seite nicht mehr ausleben. Der Vater, der so streng zu sich und anderen sein konnte, zeigt sich in den Tagebüchern von einer sensiblen, zarten Seite.

Auch wenn Katharina das Familiengeheimnis schließlich nicht lüften konnte, haben ihr die Tagebücher geholfen, ihren Vater neu zu entdecken: Als verletzlichen jungen Mann, der er einmal war. Es versöhnt die Ärztin ein bisschen mit ihm, der auch manchmal so hart zu ihr sein konnte. So selten hatte er sie gelobt – nicht einmal bei der besten Zensur. Das hatte ihr oft wehgetan. Doch nach dem Fund des Tagebuchs und ihrer inneren Auseinandersetzung mit dem Vater gelingt es ihr schließlich, Frieden zu schließen.

Der Schatten der Vergangenheit – *Claudia*

Auch Claudia vermutet ein Geheimnis in ihrer Familie. Sie weiß um einen dunklen Fleck in der Vergangenheit ihrer Mutter. Es waren Ereignisse in den letzten Kriegstagen 1945 in Oberschlesien, die die Mutter stark verstört und verletzt hatten. Das ahnte Claudia schon lange. Doch warum oder wie sie verletzt wurde, darüber hatte jahrelang bleiernes

Schweigen gelegen. Vor über zehn Jahren, lange vor ihrem Vater, war Claudias Mutter mit nur 68 Jahren gestorben. Bis zu ihrem Tod hatte sie den beiden Töchtern nichts von den Kriegserlebnissen erzählt. Die vielen chronischen Krankheiten der Mutter, vor allem ihr Asthma, hatten die letzten gemeinsamen Jahre stark belastet. Was hatte die Mutter so krank gemacht?, hatten sich die beiden Töchter immer wieder gefragt. Sie schien ein gebrochener Mensch zu sein.

Claudia war sich immer bewusst, dass ihre Mutter ein Kriegstrauma erlitten hatte. Trotz aller Neugier, mehr zu erfahren, spürt sie aber beim Ausräumen ihres Elternhauses auch eine Scheu vor den persönlichen Dingen ihrer Eltern. Sie erlebt es wie eine Grenzüberschreitung, Arbeitszeugnisse der Mutter und Schulzeugnisse des Vaters in die Hand zu nehmen. Diese Dokumente waren zu Lebzeiten der Eltern tabu gewesen! Jetzt liegen sie in der Schublade, die sie sich früher nie zu öffnen getraut hätte. Haben auch Tote noch eine Privatsphäre?, fragt sie sich. Darf ich diese persönlichen Dinge anfassen?

Als die 46-jährige Sozialpädagogin in einem Schrank im Zimmer ihrer Mutter ein kleines blaues Heft entdeckt, zögert sie nur kurz. Sie will mehr über die Mutter erfahren und schlägt das dünne Heft auf: »Meine Mutter hatte kurz vor ihrem Tod einen Lebensbericht angefangen. Sie war kriegstraumatisiert. Mit dem Bericht hat sie wohl versucht, ein Stück zu verarbeiten, warum sie so krank geworden ist. Das war ja psychosomatisch gewesen. Dieser Bericht ist dann an einer Stelle abgebrochen, wo sie beschrieben hat, dass die Russen in den Ort eingefallen sind. Ihre Mutter – meine Oma also – hatte die Tür verriegelt, aber die russischen Soldaten rüttelten heftig daran. Die Tür gab nach. An dieser Stelle hat meine Mutter aufgehört zu schreiben. Das hat mich schon sehr bewegt, das zu lesen. Ich vermute, sie ist vergewaltigt worden.« Für Claudia ist es schwer, den Lebensbericht zu lesen. Sie liest die Worte der Mutter, die sie ihr nie selbst sagen wollte. Es ist wie ein Eindringen in den Intimbereich. Aber vor allem fragt sich Claudia, warum die Mutter ihren Bericht an dieser Stelle abgebrochen hat. Die Großmutter hatte immer erzählt, sie habe ihre Töchter vor den russischen Besatzern schützen können. Doch schon damals waren Claudia Zweifel gekommen. Auf einem Kolloquium im Rahmen einer psychologischen Zusatzausbildung traf Claudia eine Frau, die ursprünglich aus Ostpreußen stammte. Mit ihr sprach Claudia über die russischen Besatzer und die Frau erzählte ihr, es sei gar nicht möglich gewesen, seine Kinder zu schützen.

Manchmal ist Claudia traurig, dass ihre Mutter ihr niemals selbst alles erzählen wollte und konnte. So lange war ihr Leben von Krankheit geprägt gewesen: Schon als junge Mutter war sie körperlich geschwächt und anfällig gewesen. Wie gerne hätte sie die Mutter besser verstanden – schon zu ihren Lebzeiten! Doch sie weiß, dass sie wie viele Kriegstraumatisierte die Erlebnisse in sich verkapselt hatte und niemals mehr daran rühren wollte. Umso mehr hat es sie bewegt, dass die Mutter mit ganz zittriger Handschrift noch in den letzten Lebenstagen versucht hatte, über die schrecklichen Ereignisse 1945 zu schreiben.

Claudia und Katharina finden in ihren Elternhäusern beim Ausräumen Gegenstände, die ihnen zumindest teilweise weiterhelfen, ihre Eltern besser zu verstehen. Auch Rolf setzt sich beim Auflösen seines Elternhauses stark mit den Eltern auseinander, vor allem mit dem Vater, der schon 1966 starb – Jahrzehnte vor seiner Mutter. Aber Rolf ist nicht auf einer Spurensuche, wie Katharina es war. Er wird förmlich auf die Geschichte seines Vaters gestoßen: In der Villa im

Dortmunder Süden, seinem Elternhaus, findet er Dinge, die ihn zwingen, sich noch einmal intensiv mit dem Leben seines Vaters, vor allem seiner politischen Gesinnung, zu beschäftigen.

Späte Auseinandersetzung mit dem Übervater – *Rolf*

Rolfs Vater war ein starker Mann gewesen – ein versierter Kaufmann mit einem ausgeprägten technischen Wissen, so erzählt es Rolf. Obwohl er schon seit über 40 Jahren tot ist, merke ich, dass Rolf heute noch stolz auf ihn ist. »Er war ein sehr intelligenter Mann. Er hatte Prokura bei den Hösch-Stahlwerken in Dortmund«. Der große Mann mit der kräftigen Statur war ein Vater, zu dem der kleine Rolf immer bewundernd aufschaute. Und so hat er ihn in Erinnerung behalten, als er 1966 starb. Damals war Rolf 14 Jahre alt.

Beim Ausräumen der elterlichen Villa nach dem Tod der Mutter findet er Unmengen an Sachen. Die Mutter hatte zwar nur noch ein Stockwerk des großen Hauses selbst bewohnt, die anderen Etagen waren vermietet. Doch in dieser einen fast 200 Quadratmeter großen Wohnung hatte sie Berge von Dingen gehortet. Rolf schätzt, dass es am Schluss etwa 20 000 Plastiktüten waren. Alle waren fein säuberlich verschnürt, verteilt im Keller und der großen Wohnung. In den Säcken war kein Müll, betont Rolf. Vielmehr Dinge, die die Mutter einfach nicht wegschmeißen konnte, zum Beispiel acht Paar alte Hausschuhe. Sogar ein Paar nagelneue Hausschuhe war dabei. Tütenweise ungeöffnete Feinstrumpfhosen und unbenutzte Nylonstrümpfe.

Kurz vor ihrem Tod konnte die über 80-jährige Frau sogar nicht mehr im eigenen Schlafzimmer schlafen, denn die Tüten und Ordner bedeckten das Bett und den Zugang in das Zimmer. Sie musste auf das Sofa im Wohnzimmer ausweichen. »Meine Mutter ist das, was man heute einen »Messi« nennt. Sie hat gesammelt. Es muss durch ihre Kriegserfahrungen kommen. Sie war in Dortmund ausgebombt worden mit ihrer Familie. Sie stammte eigentlich aus der Oberschicht, hatte aber im Krieg dann alles verloren.«

Zwischen all den Tüten findet Rolf dann eine Kiste, in der zwei militärische Verdienstorden aus der Nazizeit liegen. Die Orden hatte der Vater im Zweiten Weltkrieg für seinen Einsatz als Luftwaffenoffizier bekommen. Erst später, als der Vater schon tot war, hatte Rolf von Bekannten und Freunden gehört, dass der Vater ein überzeugter Nazi war, auch noch in den 1960er Jahren. Er hatte sich nie von der nationalsozialistischen Ideologie distanziert. Da Rolf erst 14 Jahre war, als der Vater starb, hatte er ihn nie mit seiner braunen Vergangenheit und seinen Überzeugungen konfrontieren können. »Da war immer dieser Widerspruch, diese Diskrepanz: dieser Vater, zu dem ich eine solch große emotionale Nähe hatte. Der Vater aber auch, den ich nie zur Rede stellen konnte, weil er so früh starb. Vielleicht wäre es dann auch zum Bruch gekommen.«

Der Fund der zwei Kriegsorden stimmt Rolf nachdenklich. Er als überzeugter »Alt-68er« tut sich sehr schwer mit der Geschichte seines Vaters. Er sucht nach Erklärungsmustern, wie der Vater damals dieser Ideologie folgen konnte. »Wenn ich in dieser Zeit groß geworden wäre, hätte ich mich vielleicht auch einfangen lassen von der Ideologie, weil ich auch reiselustig und abenteuerlustig bin. Mich reizen Grenzerfahrungen. Das sind ja die Dinge, mit denen die Jugendlichen von den Nazis geködert wurden.«

Rolf ringt nach Antworten und bekräftigt, dass er das Handeln seines Vaters nicht rechtfertigen will. Hinter allem steckt der Wunsch, das Bild des geliebten Vaters, eines starken und intelligenten Mannes, der Respekt einflößte, nicht zu zerstören.

Die zwei Orden, die diese innere Auseinandersetzung mit dem Vater in Gang gebracht haben, konnte Rolf lange nicht wegwerfen. Was macht man überhaupt mit solchen Kriegsauszeichnungen, Orden eines menschenverachtenden Regimes?, fragte er sich. Gemeinsam mit seiner Frau überlegt er, was zu tun ist. Einfach in die Mülltonne? Das geht überhaupt nicht, denn er weiß nicht, ob die Orden dann in schlechte Hände geraten könnten. Auch ist er sich dessen bewusst, dass für diese Anerkennung des Hitler-Regimes letztlich viele Menschen sterben mussten! Sein Vater war Pilot eines Sturzkampfbombers und hatte seine tödliche Ladung natürlich auch auf Städte geworfen.

Schließlich entscheidet sich Rolf dafür, die Orden in einem großen Fluss zu versenken. Alleine geht er auf die Brücke. Es ist ein früher Abend im Herbst. Die Dämmerung senkt sich schon über den Fluss, als Rolf die beiden Orden seines Vaters in die Fluten wirft. Danach fühlt sich der 60-Jährige befreit: »Das hat sich richtig angefühlt.«

Aus Sicht des Psychologen Spurensuche

Wenn wir uns auf Spurensuche begeben, sind wir in der Regel fixiert, ein Ziel zu erreichen, eine Spur zu finden, einen wichtigen Hinweis zu bekommen. Wir fragen uns in dieser Situation häufig nicht, ob wir diese Information überhaupt erhalten wollen oder ob wir mit dem, was wir dann finden, letztendlich auch umgehen können. Es ist zutiefst menschlich, dass wir einen inneren Drang danach haben, Geheimnisse zu lüften, Licht in blinde Flecken der Biografie unserer Eltern zu bringen. Manchmal stoßen wir zufällig auf alte Briefe oder entdecken eine verborgene Schublade. Manchmal haben wir bereits wie Claudia eine Ahnung und suchen dann detektivisch nach Beweisen. Fügen einen Mosaikstein nach dem anderen zusammen, bis ein Bild entsteht. Während wir dies tun, bemerken wir meist nicht, dass sich währenddessen das ursprüngliche Bild unserer Mutter oder unseres Vaters verändert.

Stellen Sie sich vor, Sie hätten so etwas wie eine innere Bühne! Die Schauspieler sind dabei die inneren Anteile von uns, wie beispielsweise unser vernünftiger Anteil oder unser inneres Kind, unsere strenge Seite wie auch unsere lustvolle und viele mehr. Auf dieser Bühne sind aber auch die Menschen vertreten, die in unserem Leben eine wichtige Rolle spielen oder gespielt haben. Das heißt, es gibt da auch unsere Mutter und unseren Vater, Schwester, Bruder, Lehrer oder Freunde. Im Laufe unseres Lebens passen wir die Rollen immer wieder etwas an. Prinzipiell sind diese Rollen aber sehr stabil. Wenn wir nun nach dem Tod der Eltern neue Dinge über sie erfahren, dann verändert sich auch die Rolle auf der Bühne. Dadurch kann sich das gesamte Bühnenstück verändern. Wenn vorher das »Wir sind eine politisch korrekte Familie«-Stück gespielt wurde und der Vater, wie es sich bei Rolf herausstellt, eine Nazivergangenheit hatte, dann fühlt sich das nicht mehr stimmig an. Einen Großteil seines Lebens hatte der Vater auf Rolfs innerer Bühne die Rolle des großen starken Mannes gespielt, zu dem jeder, wie auch er, aufgesehen hat. Plötzlich stellt sich heraus, dass die Rolle nicht vollständig war. Wie gehen wir nun mit dieser neuen Information um?

Zunächst geraten wir in einen inneren Konflikt. Es existieren plötzlich zwei Rollen für ein und dieselbe Person. Beide Rollen – »der starke Vater« und der »Nazi« – stehen nebeneinander. Es kann aber nur eine Vaterfigur geben. In der Regel werden wir zunächst versuchen, den Vater zu idealisieren und die negativen Informationen auszublenden. Dadurch können wir diesen inneren Konflikt zumindest kurzfristig auflösen. Dauerhaft wird das Verdrängen oder Ausblenden von unangenehmen Tatsachen oder Informationen jedoch zu inneren Spannungen führen. Menschen sind in ihrem Umgang damit sehr unterschiedlich. Einige versuchen, die ganze Rolle auf der inneren Bühne zu streichen, was selten gelingt, da es im inneren Drehbuch (unserer Biografie) bereits fertig geschriebene Stücke gibt. Die unangenehmen Seiten zu ignorieren, führt zu Spannungen, welche sich häufig psychosomatisch niederschlagen.

Aus meiner eigenen Erfahrung im Umgang mit diesem Thema macht es Sinn, sich die Zeit zu nehmen und zu versuchen die Rolle einfach neu zu schreiben, auch wenn die Tatsachen unangenehm oder widersprüchlich sind. Dabei kann die Vorstellung helfen, dass auch unsere Eltern eine innere Bühne haben. Auch dort gibt es viele Anteile und Rollen. Wenn wir das einmal bei Rolf durchspielen, dann war der Vater nicht nur ein Nazi. Er war auch Vater, Ehemann, Freund, Ratgeber, Liebhaber, Chef, Fürsorger und sicherlich vieles mehr. Dies kann und soll ein mögliches Fehlverhalten nicht entschuldigen, aber es macht es vielleicht einfacher, die für uns wichtige Rolle des Vaters auf der Bühne bestehen zu lassen. Es ist nicht leicht, sich mit den schwierigen Anteilen der Eltern auszusöhnen. Manchmal können wir das auch nicht. Da hilft es dann vielleicht, die schwierigen Anteile unserer Eltern als einen Anteil von vielen zu sehen.

Für Katharina war dies ein umgekehrter Prozess. Der Vater, der zuvor eher die Rolle eines verschlossenen, strengen Mannes hatte, wandelte sich zu einem attraktiven Mann, der poetisch schreiben konnte und ein Leben vor der Familie hatte. Katharina konnte zwar nicht viele Informationen finden, aber genug, um ihren Vater in ihrer Erinnerung freundlicher und nahbarer zu machen.

Bei Claudia verhält es sich ähnlich. Auch sie musste die Rolle der Mutter umschreiben. Aus der Mutter wurde nun ein wahrscheinlich vergewaltigtes Mädchen. Aus ihr dann eine Frau, die dieses Trauma in sich getragen hat und dadurch krank wurde. Wenn wir solche Informationen von unseren Eltern mitbekommen oder sie zufällig finden, dann kann uns dies belasten. Warum hat sie nichts erzählt? Wir verstehen im Nachhinein vielleicht, warum sich die Menschen unserer Meinung nach merkwürdig verhielten, oder wir fühlen uns schuldig, weil wir denken, dass wir uns anders verhalten hätten, wenn wir diese Informationen vorher zur Verfügung gehabt hätten.

Es kann hilfreich sein, wenn wir in solchen Momenten unsere Mutter nicht nur als Mutter sehen, sondern als einen eigenständigen Menschen. Eine erwachsene Frau, die ihr eigenes Leben gelebt, eigene Entscheidungen getroffen und auch ihre eigenen Erlebnisse und Schicksalsschläge erlebt hat. Diese Frau entscheidet eigenverantwortlich, wie sie mit ihren Erlebnissen umgehen will. Ob sie es erzählt oder auch nicht. Genauso wie wir es heute für uns selbst auch tun.

Beim Thema Verantwortung oder Schuld lohnt es sich, das Ganze einmal von einer anderen Seite zu beleuchten. So wie es unveränderbare Naturgesetze gibt, gibt es im »System Familie« Gesetzmäßigkeiten. Eltern sind für ihre Kinder verantwortlich. Eltern geben ihren Kindern Liebe und Wertschätzung, passen auf sie auf und versorgen sie. Dazu gehört auch, dass Eltern mehr oder weniger für ihre Kinder sorgen müssen. Bei allen Naturvölkern, Kulturen der Erde und auch weiten Teilen des Tierreichs geht dies immer nur in eine Richtung. Von den Eltern zu den Kindern. Dies ist deswegen gerecht, weil unsere Eltern auch Eltern hatten. Da waren sie die Kinder und haben das oben Beschriebene von ihren Eltern empfangen, soweit alles halbwegs gutgegangen ist. Und wir werden oder sind teilweise auch Eltern geworden und geben unsere Liebe weiter und sind bereit zu leiden. In sich ist die Weitergabe von Verantwortung und das Ertragen von Leid damit wieder ausgeglichen. Diese Betrachtungsweise kann uns selbstverständlich nicht den ganzen Schmerz nehmen. Natürlich empfinden wir auch Gefühle für unsere Eltern, wie beispielsweise Mitleid und Trauer, wenn wir erfahren, dass ihnen Schreckliches widerfahren ist. Aber die Verantwortung dafür können wir als Kinder unserer Eltern nicht übernehmen.

Bei Katharina, Claudia und Rolf führte die Spurensuche dazu, dass sich das innere Bild vom Elternteil verändert hat. Es ist wichtig, dass wir die verschiedenen Anteile nicht wie Puzzlestücke in uns abspeichern, sondern sie allmählich zu einer Rolle, zu einem Bild zusammenfügen. Hierbei empfiehlt es sich, dass wir die unterschiedlichen Theaterstücke auf unserer inneren Bühne nicht nur vom Zuschauerraum aus betrachten, sondern ab und an auch als Regisseure auftreten. Dann können wir erleben, dass wir selbst die Macht haben, Stücke umzuschreiben, Rollen abzuändern oder, wenn erforderlich, auch unliebsame, störende Akteure zu entlassen.

Eine kleine Übung: Versuchen Sie einmal bei geschlossenen Augen, sich Ihre Mutter oder Ihren Vater vorzustellen! Beobachten Sie genau, wie das Bild aussieht. Ist es eher aktuell oder sieht die Mutter vor dem geistigen Auge noch so aus, als wäre sie ein kleines Mädchen? Sieht der Vater eher grimmig oder freundlich aus? Versuchen Sie dann, das Bild so zu verändern, dass es sich für Sie angenehmer anfühlt. Das mag nicht gleich auf Anhieb gelingen. Je mehr Sie aber an diesem Bild arbeiten, umso mehr wird es sich verändern. Vielleicht gelingt es Ihnen dann, ein Bild zu erschaffen, mit dem Sie besser leben können.

Kapitel 5: Reise in die Kindheit

Ein Plüschbär, dem ein Auge fehlt, liegt auf dem Speicher in einer Kiste. Zierliche blaue Kinderschuhe tauchen in einem Kleiderschrank auf. Eine Kaffeetasse mit Blümchen, die am Rand einen Sprung hat, steht im Geschirrschrank in der Küche. Von den Unmengen an Dingen, die sich in einem Elternhaus angesammelt haben, lösen viele Erinnerungen aus. Man nimmt die Sachen in die Hand und unvermittelt tauchen Bilder auf, Szenen oder Dialoge aus früheren Zeiten.

»Er-innern« heißt – etwas aus dem »Inneren« hervorholen, Erlebtes wieder ins Gedächtnis rufen. Mithilfe von Objekten aus der Vergangenheit kann die Erinnerung an die Verstorbenen und die Beziehung zu ihnen intensiv wachgerufen und lebendig werden. Das kann im Trauerprozess sehr tröstlich sein. Auch der Psychotherapeut Roland Kachler rät in seinem Buch »Meine Trauer wird dich finden«, sich von Erinnerungen trösten zu lassen: »Im Erinnerungsraum unserer Seele gibt es eigentlich keine Vergangenheit. Wenn wir diesen Raum aufsuchen, dann erleben wir den Verstorbenen jetzt. Wir erleben ihn als lebendiges Wesen von damals.«[2]

Zur Erinnerung an die Verstorbenen kommt noch eine weitere Dimension hinzu: Gegenstände aus dem Elternhaus schicken uns auf eine Reise in die Kindheit.

---

2 Kachler, Roland: Meine Trauer wird dich finden. Ein neuer Ansatz in der Trauerarbeit, S. 87

Zurück in eine Zeit, die häufig als unbeschwert und frei empfunden worden ist. Es war die Zeit, als die Eltern einen umsorgten, immer für einen da waren. Wir können im Räumprozess für kurze Zeit in Erinnerungen wieder zu dem Kind werden, das wir einmal waren: frei von jeglicher Verantwortung, geborgen, aufgehoben in einer scheinbar zeitlosen Welt. Spielen füllte den Tag aus, das Entdecken neuer Horizonte. Das Auflösen des Elternhauses kann uns zu diesem Kind, das wir einmal waren, Verbindung aufnehmen lassen.

Den Abschied vom Elternhaus empfinden viele auch deshalb so schwer, weil es unweigerlich um den endgültigen Abschied von der Kindheit geht. Die Welt, die uns in Kindheitstagen umgab und umhüllte, bricht auseinander. Die vertraute Ordnung wird aufgehoben. »Es ist so endgültig«, beklagen viele Betroffene. Der Tod beider Eltern bedeutet unweigerlich auch den endgültigen Abschied von der Kindheit. Selbst Menschen, die beim Tod ihrer Eltern weit über 50 und damit fest im Erwachsenenleben verankert waren, berichten, dass sie erst dann das Gefühl hatten, die Kindheit sei endgültig vorbei. Solange Mutter und Vater noch lebten, waren sie jemandes Kind. Sie konnten um Hilfe bitten, konnten mit rückhaltloser Unterstützung rechnen, auch wenn sie selbst schon Falten hatten.

So ging es Angelika nach dem Tod ihres Mannes. Sie ist 57 Jahre alt, trägt ihre hellgrauen Haare streng nach hinten zu einem Zopf gebunden. Zwei Jahre lang hatte sie ihren krebskranken Mann hingebungsvoll gepflegt. Als er starb, war sie erschöpft und völlig kraftlos. In dieser Situation war Angelika froh, noch ihre Eltern zu haben. Auch Monate nach dem Tod ihres Mannes fährt sie jeden Mittag mit dem Fahrrad zu ihnen zum Essen. Sie haben sie in dieser schweren Zeit sehr unterstützt, waren für sie da. Dafür ist Angelika ihren Eltern, die schon über 80 sind, dankbar. Das Alter spielte keine Rolle bei einem hilfesuchenden Kind.

Auch mir fehlte nach dem Tod meiner Eltern ihr guter Rat in vielen Lebenslagen. So war mein Vater immer mein Ratgeber in Finanz- und Versicherungsangelegenheiten gewesen. Jetzt klafft da eine Lücke. Nach dem Tod meiner Mutter fehlte sie mir auch als Ansprechpartnerin in Erziehungsfragen bei meinen eigenen Kindern. Wie war das damals bei uns, als wir klein waren? Wie kann man seine Kinder zur Selbstständigkeit erziehen? Ab wann durfte ich alleine in die Schule laufen? Wer hat mir eigentlich Schwimmen beigebracht? Manchmal sind es banale Fragen, die die Kindheit betreffen. Man würde gerne noch so viel erfahren, aber es geht nicht mehr. Auch beim Ausräumen des Elternhauses lassen sich womöglich keine Antworten mehr auf solche Fragen finden, aber für eine Reise in die Kindheit bietet sich eine einmalige Gelegenheit.

Auch Marietta nutzte sie. Sie nahm die Zeit des Räumens als sehr intensive Zeit in ihrem Leben wahr.

Zurück zum Kind unter der warmen Bettdecke – *Marietta*

Marietta ist 40 Jahre alt und arbeitet in der Personalentwicklung eines großen Unternehmens. Sie liebt den Kontakt zu Menschen und kann sich gut in andere hineinversetzen. Nach dem Tod ihrer Mutter, die 2011 an Brustkrebs starb, zog sie sich zunächst tief in sich zurück. Wie eine Schildkröte, die ihren Kopf einzieht, um Winterschlaf zu machen. Auch mit ihrem Mann und ihrer besten Freundin wollte sie wenig sprechen. Marietta musste die Trauer in der ersten Phase alleine mit sich ausmachen. »Ich verbrachte ganze Abende damit, aus dem Fenster zu schauen, meinen Gedanken nachzuhängen, all die Bilder in mir auftauchen zu lassen. Ich brauchte diese Ruhe und Abgeschiedenheit. Wo ich sonst mit meinem Mann oder Freunden Abende im Theater oder in Cafés verbrachte, wollte ich jetzt nur alleine sein – auf meinem Lesesessel in meinem Arbeitszimmer. In dieser ersten Zeit der Trauer wollte ich nicht darüber reden. Ich hatte auch das Gefühl, das den meisten meiner Freunde sowieso nicht begreifbar machen zu können. Sie hatten ja noch keinen Verlust erlebt.«

In dieser Stimmung, in der sie sich stark nach innen ausgerichtet hat, ging sie auch viel alleine in ihr Elternhaus. Seltsamerweise empfand sie das Haus keineswegs als kalt und leer. Vielmehr hatte sie das Gefühl, ihre Mutter könnte gleich um die Ecke biegen, um sie zu begrüßen, und ihr dann ihren wunderbaren Milchkaffee anbieten.

Der Schmerz traf sie dann kurz und heftig wie ein Stromstoß. Sie war hellwach und im ersten Moment verstört: »Mama ist nicht mehr da. Es gibt sie nicht mehr, weil sie tot ist.« Dann fing sich Marietta wieder und begann langsam, im Wohnzimmer zu räumen. Das Aussortieren der Regale und Kommoden wirkte beruhigend auf sie. Auch den alten Bauernschrank ihrer Mutter öffnete sie seit langer Zeit zum ersten Mal: »Die Schranktür quietschte immer noch so unnachgiebig, genau wie früher. Es ist ein langer, heller Ton, der dann immer dunkler und tiefer wird gegen Ende. Das Geräusch ist mir so vertraut. Als Kind hörte ich es abends immer, wenn ich schon im Bett lag. Dann räumte meine Mutter noch etwas in ihr »Heiligtum«, ihren ganz persönlichen Schrank hinein. Dieses Quietschen der Türscharniere katapultierte mich wirklich 35 Jahre zurück in meine Kindheit. Ich sah mich wieder als 5-Jährige in meinem Bett im Kinderzimmer liegen, warm unter meine Bettdecke gekuschelt, gerade am Einschlummern. Das Quietschen vermittelte mir damals das Gefühl von Sicherheit: Mama ist da. Zu dem Kind zurückzureisen, das geborgen in seinem Bett liegt, tat in diesem Moment so gut. Es war sehr tröstlich.«

Später erlebt Marietta beim Ausräumen noch ähnliche Momente. Lange betrachtet sie einen alten Perserteppich der Eltern, der im Wohnzimmer liegt. Das Muster weckt in ihr Erinnerungen: Der Teppich ist tiefblau und hat einen doppelten dunkelroten Rand, der den kunstvoll geknüpften Teppich wie einen Rahmen umfasst. Auf einmal weiß Marietta, warum der Teppich sie so fasziniert. Auf dem roten Rand hatte sie immer ihre Hüpfspiele mit ihren Freundinnen gemacht. Der Teppich hatte an kalten Regentagen das Hüpfgummi ersetzt. Der Abstand zwischen den beiden roten Randstreifen des Teppichs hatte genau die Breite, damit sie ihr Spiel spielen konnten: mit beiden Füßen nach innen, dann wieder nach außen und dabei bis fünf zählen. Der Teppich ist plötzlich nicht mehr nur irgendein Teppich der Eltern, der ihrem Geschmack heute nicht mehr zusagt. Er hat eine neue Bedeutung gewonnen. Und auch wenn Marietta ihn nicht behalten will, betrachtet sie ihn jedes Mal, wenn sie in ihr Elternhaus zum Räumen kommt, noch etwas länger.

Heintje, aber bitte mit Wunderkerze! – *Thomas*

Thomas ist ein eher rationaler Mensch ohne Hang zum Sentimentalen, aber als der 46-Jährige nach dem Tod des Vaters sein Elternhaus aufräumt, stößt er immer wieder auf Dinge, die ihn in eine nostalgische Stimmung versetzen und wehmütig werden lassen. Im Keller findet er zum Beispiel seinen alten Musikschrank: eine Stereoanlage mit integrierten Lautsprechern aus den 1970er Jahren. Auch heute weiß er noch genau, welche Schallplatte er häufig mit dem Gerät hörte: »Es war eine Heintje-Platte. Wenn ich den Musikschrank anschaue, sehe ich mich wieder auf meinem Sofa liegen. Das Ohr habe ich fest an den Lautsprecher gedrückt. Außerdem hatte ich mir Wunderkerzen angezündet, obwohl das eigentlich meine Mutter verboten hatte. Aber Wunderkerzen und Heintje – das war einfach ein Muss!

Sehr spannend fand ich es auch, nach dem Tod meines Vaters die Bücherregale durchzustöbern. Da fand ich eine Biografie über John F. Kennedy, in der ich als Kind immer gerne geblättert hatte. Kennedy ist auf dem Titelblatt mit seinem strahlenden Lächeln abgebildet. Neben ihm steht seine Frau Jacky im weißen Minikleid. Auf den schwarzen Haaren trägt sie einen kleinen Hut. Als ich das Buch so in den Händen hielt, kam mir die Erinnerung, dass immer, wenn ich in diesem Kennedy-Buch blätterte, der Radetzkymarsch auf dem Plattenspieler meiner Eltern lief. Ja, Kennedy und Radetzky gehören für mich einfach zusammen.«

Thomas empfand die kurze Zeit des Räumens nach dem Tod seines Vaters als anstrengend, aber gleichzeitig sehr interessant. Vor allem auch wegen der vielen Dinge aus Kindheitstagen, die ihm immer wieder in die Finger kamen: »Da waren auch echte Schätze für mich dabei, zum Beispiel die Bierflaschenetiketten, die ich gesammelt habe. Ich hatte sie in Büchern gepresst, dass sie schön glatt blieben. Auf einmal fiel ein solches Etikett aus einem Lexikon. Darauf war der blaue Löwe vom Münchner Löwenbräu. Da habe ich mich richtig gefreut. Ich hatte ganz vergessen, dass ich diese Etiketten gesammelt hatte. Ich hatte da eine richtige Sammelwut als 11- oder 12-Jähriger. Ich hatte sogar ein Album dafür angelegt.«

Die Etiketten hat Thomas heute noch. Er zeigt sie mir in einem kleinen Erinnerungszimmer im Keller seines Hauses. Dort hat er zwei große »Nostalgiekoffer« und einige Kisten abgestellt. Alles ist ordentlich sortiert. Er weiß genau, was er wo aufbewahrt. In einer großen Kiste sind alte Plüschtiere, die er mal seinen Kindern geben möchte. In einer anderen sind alte Lokomotiven seiner Modelleisenbahn. Einen alten Koffer hat er ausschließlich mit Dokumenten gefüllt. Beim Öffnen des Koffers quietschen die Scharniere etwas: »Hier in diesem Koffer habe ich alle alten Dokumente aufbewahrt. Auch alte Stimmzettel der Reichstagswahl von 1930. Die sind noch von meiner Oma. Vom Onkel haben wir Feldpostbriefe gefunden, die sehr spannend waren. Geschrieben in dieser alten deutschen geschwungenen Schrift. Das sind auch echte Schätze! Dann noch eine Fahrradkarte von 1945. Unsere Gegend hier bei Stuttgart war amerikanische Besatzungszone. Dazu noch eine »Bicycle Registration Card«, eine Art Ausweis, den man brauchte, um mit seinem Fahrrad fahren zu dürfen. Meine Tante hatte damals das Glück, ein Fahrrad zu besitzen. Das war ja zu dieser Zeit nicht selbstverständlich. Ein Fahrrad konnte einem damals das Leben ungemein erleichtern. Damit war man richtig privilegiert.«

Wenn Thomas davon erzählt, glänzen seine Augen. Dem erwachsenen Mann ist noch der kindliche Finderstolz anzumerken, als er die alten Dokumente im Keller seines Elternhauses entdeckte. Mit diesen Dokumenten und Schriften kann Thomas immer wieder die Geschichte seiner Familie aufleben lassen. Er fühlt sich dann als Teil eines großen Ganzen, auch wenn seine Eltern nicht mehr leben.

Mutter, die nie »Mama« war – *Rolf*

Rolf wollte beim Räumen in der Villa seiner Eltern nicht auf eine Reise in die Kindheit aufbrechen. Ganz im Gegenteil, seine Kindheit ist eine Zeit, an die er sich nicht besonders gerne erinnert. Er möchte auch nicht viel darüber sprechen. Nur so viel will er sagen: Er dachte lange, dass seine Kindheit eine gute war. Nach vielen Gesprächen mit seiner Frau Erika entwickelte er aber eine ganz neue Sicht auf die Dinge. Erika war behütet auf einem Bauernhof in Norddeutschland aufgewachsen. Sie hatte sehr liebevolle bodenständige Eltern gehabt, die zwar wenig gebildet waren, sich aber liebevoll um die Kinder kümmerten. Bei ihren Erzählungen wurde ihm der Kontrast zu seiner Kinderzeit deutlich. Rolf ist 1953 geboren und wuchs als Einzelkind in einer Villa am Rand von Dortmund auf. Dass er sich nicht gerne an seine Kindheit erinnert, hängt viel mit seiner Mutter zusammen: »Ich nannte sie nie ›Mama‹. Sie war einfach ›Mutter‹. Sie war immer eine eigenwillige Person und wurde es im Alter noch mehr. Ich hatte immer eine große Distanz zu ihr. Heute kann ich rückblickend sagen: Ich war ihr Produkt, das sie sich ans Revers heften konnte. Aber es war keine warmherzige Beziehung.«

Dazu kam, dass Rolfs Vater völlig unerwartet starb, als er 14 Jahre alt war. Der starke Vater, den Rolf so bewunderte und zu dem er aufschaute, hatte nachts einen tödlichen Herzinfarkt erlitten. Das war ein traumatisches Erlebnis für die Familie. Rolf erzählt, dass sich seine Mutter von dem Verlust nur schwer erholte. Der Hausarzt musste ihr starke Medikamente verordnen, um sie zu beruhigen. Ein Jahr lang bekam sie hochdosiert Valium verabreicht. In dieser Zeit nahm sie ihren einzigen Sohn kaum wahr. Für ihn hatte sie in ihrer Trauer »keinen Kopf«. Später, als über 80-Jährige, machte sie dem Sohn völlig überraschend heftige Vorwürfe: Er habe den Vater umgebracht! Das Kind hatte versucht, seinen Vater nach dem Herzinfarkt zu reanimieren. Er hatte ihn Mund zu Mund beatmet, weil er keinen Atemzug mehr tat. Seine Mutter stand wie gelähmt daneben, konnte sich vor lauter Schreck nicht rühren. Rolf, der im Fernsehen etwas über Mund-zu-Mund-Beatmung gesehen hatte, versuchte es – allerdings ohne Erfolg. Sein Vater war schon tot.

Die Mutter behauptete, er habe damals den Vater mit seinem Rettungsversuch erstickt. Der Vorwurf wiegt schwer und ist in seiner Absurdität für Rolf nicht zu übertreffen. Er weiß lange nicht, wie er damit umgehen soll, spricht auch mit einem guten Freund darüber, der Psychologe ist. Dieser erklärt ihm, dass bei alten Menschen solche Wahnvorstellungen auftreten können. Für die Mutter sei das Konstrukt stimmig und in sich logisch, aber in Wirklichkeit basiere es natürlich auf einer falschen Grundannahme. Das Verhältnis zur Mutter, das nie gut war, wird von diesem »Hirngespinst« noch stärker belastet. »Es ist schlimm, wenn die eigene Mutter einen anklagt, man habe den Vater umgebracht.«

Das perfekte Küchenteam – *David*

Bei David ist es die Küche des Elternhauses, die viele Erinnerungen an seine Kindheit auslöst. Die weißen Fliesen mit den Windmühlen an den Wänden lassen ganze Bilder in seinem Inneren entstehen. In der Küche kochte er häufig stundenlang mit seiner Mutter. David war der kleine Nachzügler der Familie, der viel Zeit alleine mit der Mutter verbrachte. Seine Schwester ist 14 Jahre älter, sein Bruder 6 Jahre. Das stille, ruhige Arbeiten mit seiner Mutter in der großen hellen Küche gehörte zu seinem Alltag als Kind. Dass der kleine David seiner Mutter in der Küche half, war selbstverständlich. »Meine Mutter hat mich auch nicht gezwungen zu helfen. Wir haben es einfach gemacht. Es war eine Gemeinschaftsaktivität, die mich sehr geprägt hat. Beim Kochen war meine Mutter sehr konzentriert. Das ganze Arbeiten war sehr ruhig und verlief schweigsam. Wenn zum Beispiel eine Soße gekocht wurde, wusste ich sofort den nächsten Arbeitsschritt: Jetzt musste die Sahne her. Die reichte ich dann meiner Mutter. Meine Mutter war beim Kochen immer sehr gut organisiert. Da habe ich auch viel gelernt.«

Etwas ganz Besonderes war das Samstagabendessen in seiner Familie. Es war für David der Höhepunkt der Woche. Der Vater, der als Eigentümer eines mittelständischen Unternehmens beruflich extrem eingespannt war – David bekam ihn unter der Woche nur selten zu Gesicht –, legte viel Wert auf dieses gemeinsame Essen. Als streng katholische Familie wurde erst in die Kirche gegangen, dann gab es als Krönung der Arbeitswoche das Festmahl: Ein Braten kam auf den Tisch oder typisch hessische Gerichte wie Sauerkraut mit Rotwurst. Und immer stand Davids Mutter an den Kochtöpfen, assistiert von David, manchmal auch von seinem größeren Bruder.

Davids Mutter ist jetzt schon über sechs Jahre tot, aber in der Stimme des 46-Jährigen klingt immer noch ein gewisser Stolz mit, wenn er erzählt, dass seine Mutter besonders auf eine ausgewogene Ernährung geachtet hat. Sie bereitete immer das Gemüse zu, das der Markt oder das Gemüsebeet hergab. Noch heute sieht David sich als kleiner Junge von acht, neun Jahren, wie er gemeinsam mit der Mutter in der Küche steht und Kartoffeln oder Möhren schält. Er und seine Mutter waren ein gutes Team.

Der Duft nach Honig und Weihnachten – *Rocco*

Auch für Rocco ist die Küche seines Elternhauses ein Ort mit einem besonderen Zauber. Der schlichte kleine Raum hat auf den 63-Jährigen immer noch eine starke Wirkung – auch drei Jahre nach dem Tod der Mutter. Eine ganze Kaskade von Bildern und Gerüchen wird dadurch ausgelöst und Rocco fühlt sich wieder als kleiner Junge: Seine »Mamma«, die etwas rundlich war, steht an dem großen Holztisch. Vor ihr liegt ein gelber Klumpen Teig, von dem kleine Mehlwolken aufsteigen. Aus dem Teig formt sie mit kräftigen Händen ein süditalienisches Traditionsgebäck für Weihnachten: »Das wurde aus Hefeteig gemacht. Sie wellte ihn erst mit einem großen Nudelholz aus, formte den weichen Teig dann in kleine Bällchen. Dann wurden die Bällchen frittiert – wie das duftete! Und später wurden sie noch in Honig gewendet. Immer wenn Mamma das machte, wussten wir sechs Kinder, dass Weihnachten näher rückt. Diese kleinen kreisrunden Hefeteilchen waren köstlich.«

Roccos Mutter war eine starke Frau, die keine Widerrede

duldete. Er erzählt lachend, dass sie die absolute Chefin in ihrer Küche war. Auch wenn sie ihre berühmten »Calzone« zum Mittagessen zubereitete, duldete sie keine Hilfe. Die Kinder waren bloß Zuschauer in der Küche. Wenn er dreimal im Jahr nach Italien reist und dann in der Küche seines Elternhauses sitzt, fällt es Rocco nicht schwer, sich seine Mutter mit den schwarzen Haaren und dem runden Gesicht vorzustellen. Er sieht sie vor sich, wie sie war, als er noch ein kleines Kind war: die langen Haare zu einem Dutt geknotet, ihre Wangen glänzten von der Hitze des Herdes. Die Hände hatte sie in die Hüften gestemmt.

Für Rocco und David ist die Küche ein wichtiger Ort. Ein Ort, der sie in glückliche Kindheitstage voller Geborgenheit zurückversetzt. Beide hatten ein enges Verhältnis zur Mutter. Über die Küche können sie eine Verbindung zu diesem Kind herstellen, das staunend beim Kneten des Teiges zuschaut oder eifrig die Karotten schält.

Aus Sicht des Psychologen

Reise in die Kindheit

Die Reise in unsere Kindheit ist auch eine Begegnung mit unserem inneren Kind, wenn wir den Ort unserer Kindheit besuchen, die Gegenstände anfassen und sehen oder die »alten« Gerüche wahrnehmen. Das kleine Mädchen von damals oder der kleine Junge existiert noch in uns. Die moderne Psychotherapie und auch die Gehirnwissenschaften konnten zeigen, dass der Teil in uns noch lebendiger ist, als wir ahnen. Ein Teil von uns ist noch immer undiszipliniert, lustvoll, sehr emotional, zutiefst verletzt, höchst amüsiert, gekränkt, bockig, trotzig, beleidigt und will am besten alles auf einmal. Der Teil ist in uns und beeinflusst unser Erleben und Verhalten. Wir haben häufig verlernt wahrzunehmen, was aus dieser Ecke unserer Seele und Psyche kommt. Wir werten die Gefühle von dort manchmal als störend, nicht angebracht oder teilweise sogar »gestört« ab. Wir fragen uns: Warum bin ich gerade jetzt so traurig? Warum tut mir gerade genau dieser Abschied so weh? Warum muss ich gerade über diesen Witz so lachen? Warum kann ich gerade diese Person nicht leiden?

Unser Alltag ist meist strukturiert, vernünftig und ernst. Wir arbeiten, müssen uns um die Familie kümmern und den Haushalt erledigen. Wann haben Sie das letzte Mal »Blödsinn« gemacht, sind mal einfach nur »albern« gewesen, haben Süßigkeiten gegessen, obwohl Sie bereits die Zähne geputzt haben? Einfach mal machen, wozu wir gerade Lust haben, auch wenn es nicht vernünftig ist. Jetzt mögen sich einige fragen, wozu das denn wichtig sei. Immerhin sind wir ja jetzt erwachsen und sollten uns doch vernünftig benehmen. Prinzipiell sollten wir dies können. Wenn wir uns aber zu weit von unserem inneren Kind entfernen, dann fängt es an, eigene Wege zu gehen. Und am Ende haben wir dann manchmal Gefühle oder sagen etwas in einem Moment, ohne zu verstehen, warum wir das getan oder gefühlt haben. In solchen Momenten reagieren wir unbewusst auf etwas, das wir aus unserer Kindheit kennen.

Eine Patientin berichtete mir einmal, dass sie nicht verstehen könne, warum sie Bananen so hasse. Sie bekomme häufig im Supermarkt am Obststand einen Würgereiz, wenn sie nur an den Bananen vorbeilaufen würde. Als Erwachsene könne sie sich das nicht erklären. Nach längerer Beschäftigung mit ihrem inneren kleinen Mädchen kam zutage, dass die Mutter dem kleinen Mädchen oft Bananen in den Mund gesteckt habe, damit sie aufhörte zu sprechen. Oft habe sich das kleine Mädchen übergeben müssen, weil ihr die Mutter die Bananen zu schnell in den Mund steckte.

Die Patientin hatte als Erwachsene keinen Kontakt mehr zu ihrem inneren Kind. Sie bekam nur die Gefühle zu spüren. Nachdem wir den Kontakt wieder hergestellt hatten, konnte sie verstehen, was in ihr vorgeht, wenn sie an Bananen vorbeiläuft. Der Würgereiz war weg. Dieses Beispiel soll verdeutlichen, dass von diesem inneren Anteil in uns noch eine gewaltige Macht ausgeht, sowohl im Positiven als auch im Negativen, wenn es um tiefe Verletzungen geht.

Wenn wir nun nach dem Tod unserer Eltern wieder in Kontakt mit Orten oder Gegenständen kommen, die uns an den kleinen Jungen oder das kleine Mädchen von damals erinnern, dann ist dies auch eine Chance, diesem Kind wieder zu begegnen. Es neu kennenzulernen. Dieses Kind hat vielleicht noch gar nicht mitbekommen, dass es bereits groß und erwachsen geworden ist. Dass die Situationen oder Menschen, vor denen es früher Angst hatte, heute möglicherweise kein Problem mehr darstellen. Dass es jetzt auch unangenehme Gefühle gut aushalten kann, was es davor nicht konnte. Dass es nicht mehr bedrohlich ist, wenn für das Kind wichtige Menschen plötzlich nicht mehr da sind. Worte wie Trauer, Eifersucht, Neid, Wut, Ärger, Freude, Ekel oder Lust hatten wir als Kind nicht. Gefühle waren oft nur gut oder schlecht, angenehm oder unangenehm oder sogar bedrohlich. Oft können wir auch heute diese Gefühle nicht richtig benennen. Wenn wir etwas nicht benennen können, dann kann das Angst machen – wie früher auch.

Es gibt viele Möglichkeiten, mit unserem früheren Ich in Kontakt zu treten. Hier ist Achtsamkeit wichtig. Sich Zeit zu lassen, wenn wir beispielsweise den alten Teddy noch einmal in der Hand halten. Zu spüren, welche Gefühle er in uns auslöst. Uns noch einmal vorzustellen, wie wir als kleines Kind mit dem Teddy gespielt haben, was er uns bedeutet hat und wofür er vielleicht stand. Wie ging es dem Kind wohl zu der Zeit, als es mit dem Teddy spielte? Können wir uns diese Geschichte noch einmal aus der Sicht des heutigen Erwachsenen vorstellen? Wenn uns dies gelingt, dann können wir dem Kind helfen, indem wir ihm die Gefühle aus heutiger Sicht erklären. Indem wir Etiketten auf das aufkleben, was wir als Kind nur »komisch«, »blöd«, oder »bäh« fanden. Wenn wir das in einer liebevollen und annehmenden Art und Weise machen, dann können wir die Erfahrung machen, dass wir uns in schwierigen Situationen selbst Halt und Hilfe geben können und uns selbst ein guter Freund sind. Eigenschaften, die vorher mehr oder weniger unsere Eltern für uns verkörperten.

Kapitel 6: Geschwisterdynamiken

Ein Mobile schwingt durch den Luftzug des geöffneten Fensters hin und her. Die vier kleinen bunten Holzvögel machen raschelnde Geräusche, wenn sie sich kurz berühren. Sie hängen an dünnen weißen Fäden und zwei Holzstäben. Schwingen die zwei gelben Holzvögel auf der linken Seite nach unten, werden sie von den beiden roten Vögeln auf der rechten Seite wieder nach oben gezogen. Tänzelnd suchen sie die Mitte, den Ausgleich. Es sieht manchmal aus wie ein Kampf, aber am Ende siegt immer das Gleichgewicht. Sie pendeln sich ein. Ein beständiges Kräfteverhältnis ist wiederhergestellt: zwei Vögel auf der einen Seite, zwei auf der anderen.

Das Bild des Mobiles passt meiner Ansicht nach gut zur Situation von Geschwistern nach dem Tod der Eltern. Eine Familie ist ein System, in dem sich Eltern und Kinder in einem bestimmten Gleichgewicht halten. Sterben die Eltern, fehlt der Gegenpol. Selbst erwachsene Menschen, die schon Kinder haben und mit beiden Beinen fest im Leben stehen, spüren nach dem Tod der Eltern oft eine tiefe Einsamkeit. Sie fühlen sich verlassen und alleine auf der Welt. Die Geschwister können dann eine neue Bedeutung erlangen, denn sie sind das, was von der Familie bleibt.

Ohne die Eltern als Ausgleich muss allerdings die Geschwisterbeziehung neu geordnet werden, was eine Chance sein kann. Für viele stellt die Situation aber auch eine große Herausforderung dar. War zum Beispiel die Mutter das gemeinsame Feindbild von Geschwistern, so fällt dieses Feindbild durch ihren Tod weg. Das Kräfteverhältnis hat sich verschoben. War der Vater krank und alle Geschwister kümmerten sich um ihn bis zum Schluss, fällt zunächst eine gemeinsame Aufgabe weg. Die Beziehung muss sich neu entwickeln.

Beim Ausräumen des Elternhauses treten in der Folge nicht selten Spannungen auf. Im Gefühl der Trauer und der Orientierungslosigkeit können diese emotional hochkochen, sich zu Konflikten steigern und bisweilen regelrecht aus dem Ruder laufen. Dabei geht es oft nur um Kleinigkeiten, zum Beispiel eine alte Kaffeekanne oder einen abgenutzten Rucksack des Vaters, also um Dinge, die materiell keinen großen Wert darstellen – um diese Sachen wird plötzlich gestritten und gekämpft. Auch ich hatte mit meinen Schwestern ähnliches erlebt. Glücklicherweise konnten wir uns in allen Fällen einigen, ohne dass die Situation eskalierte: »Du bekommst das Kräuterlexikon von Mama, dann nehme ich ihre Vase«, einigten wir uns beispielsweise.

Interessant ist dabei, zu beobachten, dass es in Wirklichkeit nicht um den Gegenstand an sich geht, sondern um etwas ganz anderes. Die Blumenvase der Mutter ist in dem Moment zu einem Teil von ihr geworden. Alle fordern sie ein, dringen darauf, sie zu bekommen. Jede will die Vase haben, weil die Mutter sie besonders gerne mochte. Ein Vogel ist auf das feine weiße Porzellan gemalt. Sein Gefieder ist blau und er hat einen roten Schnabel. Um ehrlich zu sein, finde ich die Vase eigentlich kitschig, doch in diesem Moment habe ich das Gefühl, ein Stück der Mutter lebt durch das Gefäß weiter. Genauso scheint es meinen Schwestern zu gehen. Unterbewusst spielen dabei natürlich alte Eifersüchteleien und Neid eine Rolle: »Wenn die das bekommt, will ich es auch!«

Verhaltensweisen aus Kindheitstagen kommen wieder zum Vorschein.

Als Kind buhlte man mit den Geschwistern um die Gunst und Aufmerksamkeit der Eltern. Ich erinnere mich an manche gemeinsame Mittagessen, wo ich als Jüngste am Esstisch mehrere Anläufe brauchte, um mir bei den Eltern Gehör zu verschaffen. Die Geschwister waren einfach schneller und lauter. Hartnäckig musste ich dranbleiben. Wer setzt sich durch? Genau darum kann es auch bei der Haushaltsauflösung gehen: Wer gewinnt den Machtkampf um die Kaffeekanne? Oder wer bekommt den abgewetzten Rucksack, den der Vater auf all seinen Wanderungen trug?

Barbara Dobrick schreibt in ihrem Buch »Wenn die alten Eltern sterben: Das endgültige Ende der Kindheit« über die Eifersucht zwischen Geschwistern:

»Was uns verbindet, kann selbst im hohen Alter noch etwas Trennendes sein: Neid und Eifersucht. Nach dem Tod der Eltern fehlt sozusagen die Kontrollinstanz, die uns unsere Eifersucht in Zaum zu halten nötigte.«[3]

In den Wochen des gemeinsamen Ausräumens können also alte Rivalitäten aus Kindheitstagen wieder zum Vorschein kommen. So war es auch bei Claudia.

3 Dobrick: S.139

»Meine Schwester gönnt mir einfach überhaupt nichts!« – *Claudia*

Claudia war sich schon vor dem Tod ihres schwerkranken Vaters bewusst, dass die Zeit danach für sie und ihre Schwester eine Prüfung werden würde. Sie bereitete sich innerlich auf ein Kräftemessen vor: »Mein Schwester Sandra ist eineinhalb Jahre jünger und mit ihr ist es nicht immer einfach. Sie ist so rechthaberisch und dominant. Ihr Plan ist immer der Alleingültige. Sie hat nicht die Größe zu sagen: So will ich es, aber ich kann verstehen, dass andere es anders wollen. Sie sieht oft nur sich. Ich habe mir vorgenommen, mich mit ihr dann nicht zu zerstreiten.«

Claudia ist froh, dass ihr Vater so umsichtig war, das Erbe noch zu Lebzeiten zu regeln. Als wenn er geahnt hätte, dass sich seine Töchter sonst in die Haare bekommen hätten. Als er schon geschwächt von seiner Krebskrankheit war, besprach er gemeinsam mit den Töchtern, welche von den beiden was erben wird. Claudia soll eine Eigentumswohnung der Eltern bekommen, Sandra das Haus. Um das gerecht auszugleichen, wurde vereinbart, dass Sandra dann Claudia noch einen Nachteilsausgleich zahlen muss. Alles Besprochene wurde schriftlich festgehalten und die beiden Schwestern mussten unterzeichnen: »Das war sehr entlastend. Ich wusste immer, dass die Zeit nach dem Tod des Vaters eine heikle Stress- und Konfliktzeit werden würde.«

Die großen Linien sind also rechtzeitig festgelegt. Das Erbe ist verteilt. Und trotzdem kommt es nach dem Tod des Vaters zu Reibereien zwischen den Schwestern.

Sandra und Claudia sind sich zu Beginn einig, dass sie das Haus der Eltern gemeinsam ausräumen wollen. Manchmal sind sie gemeinsam in dem ebenerdigen Bungalow, um die Dinge zu sichten, dann wieder jede für sich. Claudia geht lieber alleine hin, weil sie so besser ihren Gedanken nachhängen kann. Als sie aber wieder einmal zu zweit aufräumen, kommt es zu einer merkwürdigen Situation mit ihrer Schwester, erzählt Claudia: »Das Essgeschirr von meinen Eltern wollten wir beide nicht. Es gab da Nachbarn, die sich sehr um meinen Vater gekümmert hatten, als er so krank war. Sie hatten ihm die Einkäufe besorgt, Erledigungen gemacht, ihn mal zum Arzt gefahren: echt nette Leute! Deren Tochter Birgit hat das Geschirr bekommen und sich darüber auch sehr gefreut. Es gab passend zu diesem Geschirr Glasschälchen und Schüsseln. Die fand ich schön und wollte sie mitnehmen. Da hat dann meine Schwester Theater gemacht. Sie meinte: Wir haben doch der Birgit das Geschirr zugesagt. Das geht doch nicht, dass du dann die Schälchen mitnimmst. Sie hat sich richtig aufgeregt. Dann habe ich gesagt: Die Birgit weiß doch gar nicht, dass Glasschälchen dazugehören. Da hatte ich das Gefühl: Spinnt die jetzt, missgönnt die mir das?«

Claudia zeigt mir die Glasschälchen in einer Vitrine in ihrem Wohnzimmer. Auch Jahre später schüttelt sie den Kopf über das Verhalten ihrer Schwester. Noch immer versteht sie deren Aufbegehren wegen der paar Glasschälchen nicht. Ein anderer Vorfall hatte mit dem Fernsehgerät des Vaters zu tun. Er hatte sich erst wenige Monate vor seinem Tod noch einen neuen Flachbildfernseher gekauft. Der hatte im Wohnzimmer gestanden. An einem Samstag, als Claudia wieder alleine die 50 Kilometer zum Räumen zu ihrem Elternhaus in der Nähe von Ludwigsburg fuhr, um weiter Kisten zu packen, fiel ihr im Wohnzimmer gleich auf, dass etwas anders war. Auf dem Fernsehregal stand nicht mehr der nagelneue Flachbildfernseher, sondern ein kleines altes Gerät, das jahrelang im Zimmer der Mutter gestanden hatte. Claudia stutzte und erfuhr später, dass ihre Schwester den

Flachbildfernseher mitgenommen hatte. Sie fand es komisch, dass sie überhaupt nicht gefragt hatte. Eigentlich hätte sie das Gerät weder gebraucht noch gewollt, aber sie hätte es besser gefunden, wenn Sandra sie um ihr Einverständnis gebeten hätte. Die Animositäten beim Räumen erreichen dann an einem anderen Wochenende einen Höhepunkt. Claudia und Sandra erlauben ihren Kindern, sich etwas aus dem Haus von Oma und Opa auszusuchen. »Sandras Kinder hatten nichts von Wert genommen. Und das hat meine Schwester gestört. Meine Eltern hatten viele Gemälde von befreundeten Künstlern im Haus hängen. Über dem Esstisch hingen kleine Aquarelle. Die eine Tochter von Sandra, Lea, hat sich diese kleinen gerahmten Bilder ausgesucht. Aber dann wollte meine Schwester das Bild von dem Künstler, das ich mir ausgesucht hatte, für ihre ältere Tochter Judith. Dieses Bild ist ein Ölgemälde, das mir immer viel bedeutet hatte – und das wusste meine Schwester. Dann habe ich gefragt: Will Judith das wirklich? Meine Schwester gab darauf kleinlaut zu: Judith wollte das Bild gar nicht. Sie hätte sich eigentlich ein altes »Mensch ärgere Dich nicht«-Spiel von Oma und Opa ausgesucht. Das fand ich unmöglich. Ich habe mich dann durchgesetzt und gesagt: Nein, das Ölgemälde nehme jetzt ich, Punkt. Da war sie erst beleidigt, aber das habe ich nicht eingesehen. Ich hatte das Gefühl, sie sichert sich Pfründe. Meine Schwester Sandra hatte einfach immer das Gefühl, zu kurz zu kommen, auch schon als Kind.«

Der Ärger ist Claudia auch noch nach den Jahren leicht anzumerken. Abschließend meint sie aber zu mir: Im Großen und Ganzen sei es mit ihrer Schwester gut gegangen, diese schwierige und anstrengende Phase durchzustehen. Tiefe Blessuren hätte niemand davongetragen.

Die Schwester als Bremsklotz – *Claus*

Spannungen gab es auch zwischen Claus und seiner fünf Jahre älteren Schwester, als es darum ging, das Haus der Eltern aufzulösen. Claus redet nicht gerne über diese Zeit und er taut in unserem Gespräch nur langsam auf, aber als ich ihn auf Spannungen zwischen den Geschwistern anspreche, nickt er sofort heftig zustimmend. Es ist, als ob jemand endlich das ausspricht, was er seit Langem mit sich herumgetragen hat.

Claus arbeitet als technischer Angestellter in einer großen Firma und ist ein ruhiger, akkurater Mann. Wir sitzen im Wohnzimmer der Familie auf einer schwarzen Ledercouch. Der Blick aus dem Erker des geräumigen Einfamilienhauses geht in den Garten, der sehr gepflegt ist. Claus trägt ein frisch gebügeltes weißes Hemd und Jeans. Er hat sich nach hinten gelehnt und hält die Hände vor dem Bauch verschränkt. Er scheint sich nicht wohl damit zu fühlen, über die Zeit des Räumens zu sprechen. Die Antworten muss ich ihm manchmal regelrecht aus dem Mund locken. Immer wieder baue ich ihm Brücken. Dann gibt er kurze knappe Antworten.

Die Zeit damals nach dem Tod seiner Mutter hat Claus sehr belastet. Er hätte gerne schnell einen klaren Schnitt gemacht, doch mit seiner Schwester war das nicht zu machen. Beate hatte völlig andere Vorstellungen, was mit dem Elternhaus passieren sollte. Sie hing sehr an dem kleinen Häuschen, in dem die Mutter zuletzt mehr als zehn Jahre alleine gelebt hatte. Claus hingegen wollte mit der Vergangenheit abschließen und schnell verkaufen. »Meine Schwester war der Bremsklotz. Ich hätte das Ganze einfach ausgeräumt und verkauft. Sie aber war immer wieder hin- und hergerissen. ›Komm, lass es uns doch behalten‹, hat sie gesagt. ›Wer weiß, was kommt? Vielleicht brauchen wir doch einmal das Haus. Vielleicht kann da mein Sohn einmal einziehen.‹ Das war für mich sehr anstrengend und nervenaufreibend, dieses Hin und Her. Irgendwann habe ich zu ihr gesagt: Dann behalten wir es halt. Wir haben es dann zunächst einmal vermietet und nicht verkauft. Ich bin nicht der Streitsüchtige. Ich war auch nicht aufs Geld durch den Verkauf angewiesen. Ich habe also klein beigegeben gegenüber der älteren Schwester, weil ich eher der Harmoniemensch bin. Was soll man sich da rumärgern!«

Ein bisschen scheint sich Claus noch für sein Nachgeben von damals rechtfertigen zu wollen. Dafür, dass er einwilligte, dass das Haus zunächst vermietet werden sollte. Mit einem ironischen Unterton spricht er von der »geliebten Schwester«, der er sich gebeugt hat.

Vier Jahre lang war das Haus vermietet gewesen. Jetzt kommt es unter den Hammer. Endlich ist der Notartermin, erzählt Claus, dann kommt ein Knopf dran. Er ist darüber sehr froh, denn das Haus war immer mehr zur Belastung geworden. Ständig gab es Beschwerden vom Mieter: Es hatte ins Dach hineingeregnet, die Heizung war immer wieder ausgefallen. Claus wollte diesen Ballast loswerden. Für den Verkauf leitet er alles in die Wege. Seine Schwester stimmte schließlich fünf Jahre nach dem Tod der Mutter eher widerwillig zu.

Das Misstrauen des Bruders – *Clara*

Clara ist eine schlanke kleine Frau von Ende 50. Sie hat eine natürliche Ausstrahlung, so ungeschminkt wie sie ist. Ihre lockere, freundliche Art erleichtert das Gespräch. Sie erzählt sofort über ihre Kindheit in einem kleinen Dorf in der Lüneburger Heide, wo alle von der Landwirtschaft lebten. »Entweder du warst der Großbauer oder der Landarbeiter. Etwas anderes gab es schlicht bei uns nicht«, erklärt sie mir. Auch ihr Vater arbeitete als Landarbeiter bei einem Großbauern. Säen, pflügen, eggen, ernten – dieser Rhythmus prägte den Jahreslauf im Leben der Familie.

Clara hat zwei Schwestern und zwei Brüder. Sie ist die Zweitjüngste.

Wie es in dieser Region Niedersachsens üblich war, bekam einer der Söhne das Haus. Claras zweitältester Bruder übernahm es noch zu Lebzeiten des Vaters. Die Eltern zogen in den ersten Stock, der Sohn mit seiner Frau ins Erdgeschoss des kleinen Hauses. Als der Vater vor 15 Jahren starb, blieb die Mutter im ersten Stock wohnen. Einige Jahre ging das gut, aber als die Mutter schwächer wurde, ein Herzleiden bekam, musste sie in ein Pflegeheim. Dort habe sie sich sehr wohlgefühlt in der Gemeinschaft der anderen alten Menschen, erzählt Clara. Wenn sie die Mutter im Heim besuchte, machten sie kurze Spaziergänge oder sie haben in dem kleinen Café des Heims einen Kaffee getrunken. Rückblickend ist sie dankbar, wie ihre Mutter mit 90 Jahren aus dem Leben schied. »Unsere Mutter wurde in den letzten Monaten immer kleiner, zierlicher, als wenn sie sich schon dem Erdboden nähern wollte. Dann hatte sie einen Oberschenkelhalsbruch. Ja, da haben wir uns gedacht: Es geht dem Ende zu. Alles, was ich noch mit ihr klären wollte, habe ich mit ihr rechtzeitig besprochen. Für mich war es natürlich, dass es zu Ende geht.«

Clara und ihre vier Geschwister hatten nach dem Tod der Mutter keinen großen Nachlass zu regeln. Das Elternhaus war bereits zu Lebzeiten der Eltern an den zweitältesten Sohn überschrieben worden. Die anderen vier Kinder hatten geringe Ausgleichszahlungen erhalten. Große Besitztümer gab es also nicht mehr zu verteilen: »Meine Eltern hatten kein Geld. Da war dann auch nach dem Tod unserer Mutter nicht viel zu vererben. Bei uns gab es keine dicken Perserteppiche. Wir hatten dünn geknüpfte Baumwollteppiche auf den Holzdielen liegen.« Trotzdem hatte Clara den Wunsch, gemeinsam mit ihrer fünf Jahre jüngeren Schwester Wiebke noch einmal durch die Wohnung der Mutter zu gehen, um das ein oder andere Erinnerungsstück mitzunehmen. Als sie ihrem zweitältesten Bruder ein paar Wochen nach dem Tod der Mutter den Besuch ankündigte, stieß sie zunächst auf großes Misstrauen. Damit hatten weder sie noch die Schwester gerechnet. »Das hat mich schon sehr überrascht. Mein Bruder hatte zwar nicht die Sorge, dass wir ihm persönlich etwas wegnehmen würden. Er hatte eher das Gefühl, er müsse darauf aufpassen, weil er das Haus der Eltern bekommen hat. Irgendwie fühlte er sich verantwortlich für die Sachen. Und er hatte Angst, dass eine Ungleichheit entstehen könnte. Dass wir uns etwas nehmen, was die anderen auch wollen. Aber wir hatten uns mit den anderen beiden Geschwistern schon kurzgeschlossen. Die hatten ja gesagt, sie wollen überhaupt nichts. Nach einem längeren Gespräch mit unserem Bruder konnten wir uns einigen. Ich habe ihm erklärt, dass ich einfach nicht möchte, dass manche Dinge wegkommen. Das hat er verstanden.«

Bei dem Rundgang durch die Wohnung der Mutter ist aber dann nicht der Bruder persönlich dabei, sondern seine Frau. Clara nimmt sich aus dem Haus ihrer Eltern ein kleines Brotbrettchen mit, auf dem sie immer Abendbrot gegessen hatte. Außerdem freut sie sich über eine alte weiße Teekanne aus Porzellan, die sie an früher erinnert. Ihre jüngere Schwester Wiebke packt eine Blumen-Tischdecke ein. Es sind kleine Dinge ohne materiellen Wert, die den Schwestern aber trotzdem etwas bedeuten. Und was beide dann sehr berührt, sind die fünf gebündelten Pakete, die sie im Kleiderschrank ihrer Mutter finden. Für jedes ihrer fünf Kinder hat die Mutter all deren Briefe und Postkarten gebündelt und mit einem Seidenband zugeschnürt: »Abholfertig für jede und jeden von uns. So praktisch war unsere Mutter.« Clara lacht.

Das Haus schweißt die Geschwister zusammen – *David*

David steckt mit seinen Geschwistern mitten im Ausräumen. Das große Haus der Eltern wollen sie keinem Entrümpler überlassen, sondern alles selbst durchsehen. Das sind sie auch den Eltern schuldig, findet David, dass sie deren Sachen nicht kurzerhand in einen Container schmeißen, sondern vielleicht sogar einen neuen Nutzen dafür finden. David ist 46 Jahre alt und der Jüngste von drei Geschwistern. Um zu dem großen Anwesen seiner Eltern in Hessen zu gelangen, ist er zwei Stunden auf der Autobahn unterwegs, doch das nimmt er gerne in Kauf. Jetzt, wo das Ausräumen ansteht, ist das Haus wieder zum Treffpunkt der Familie geworden, sogar noch mehr als in den letzten Lebensjahren des Vaters. Nach vielen Krankenhausaufenthalten war er 2012 mit 90 Jahren gestorben.

Davids Schwester Vicky kommt jetzt alle vier bis sechs Wochen extra aus London, um im Haus zu packen und die vielen Schränke und Kommoden durchzuschauen. Der älteste Bruder Frank kann wenig mithelfen, da er durch seine Arbeit sehr eingespannt ist. Er ist mit zwei kleinen Firmen selbstständig. Für David und seine Schwester ist das völlig in Ordnung. Er kann dieser Zeit sogar etwas Positives abgewinnen: »Es ist zwar alles sehr anstrengend und auch belastend, aber gut finde ich, dass wir drei Geschwister wieder enger zusammengerückt sind. Es ist auch einiges klarer geworden, was das Verhältnis zwischen uns dreien angeht. Vorher war es sehr oberflächlich. Vicky und ich tauschen uns jetzt in dieser Phase mehr miteinander aus, einfach weil wir mehr Zeit haben. Frank, der älteste Bruder, meckert zwar manchmal, wenn etwas beschlossen wurde, was ihm nicht passt, aber er weiß genau, dass er sich zeitlich mehr einbringen müsste und das schafft er nicht. Jeder akzeptiert den anderen so, wie er ist.«

Auch durch die Person der Testamentsvollstreckerin, die der Vater noch vor seinem Tod einsetzte, wurden die Geschwister unverhofft zusammengeschweißt. Sie ist die langjährige Steuerberaterin des Familienunternehmens, das der Vater aufgebaut hat. Davids Gesicht verfinstert sich, wenn er über diese Frau spricht: Sie sei berechnend und immer auf ihren Vorteil aus, erzählt David. Er habe schon früher nicht verstanden, warum der Vater dieser Frau so vertraut hatte. Sie macht den drei Geschwistern jetzt das Leben schwer. Für ihre Arbeit kassiert sie saftige Honorare, verzögert aber viele Vorgänge, ja, sie scheint das Erbe verschleppen zu wollen: »Ich glaube, das war das einzig Positive an der Testamentsvollstreckerin. Das hat uns einfach zusammengeschweißt. Wir haben gesagt, die kann mit uns nicht umgehen wie mit dem letzten Dreck.«

Das gemeinsame Räumen als eine Art Therapie – *Katharina*

Katharina fährt alle zwei Wochen die 250 Kilometer aus Köln zu ihrem Elternhaus in der Nähe von Frankfurt. Kurz vorher, noch auf der Autobahn, ruft sie ihre Schwester an, um ihr mitzuteilen, wann genau sie eintrifft. Die 51-Jährige will möglichst nicht alleine in dem Reihenhaus sein, das kalt und ungemütlich wirkt, seit der Vater tot ist.

Gemeinsam mit ihrer jüngeren Schwester Renate kämpft sie sich dann durch Schränke und Regale. Sie lachen sogar manchmal, wenn sie sich gegenseitig die Staubflusen aus den Haaren ziehen, denn in vielen Ecken hängen inzwischen Spinnweben und alles ist von einer feinen Staubschicht überzogen. Beim Räumen entdecken sie ab und zu auch interessante Dinge, zum Beispiel eine Sammlung Briefe des Vaters an seine Jugendliebe Annemarie, von der sie noch nie gehört hatten. Der Vater muss etwa 22 Jahre alt gewesen sein. »Das gibt der vielen Arbeit, dem Räumen und Stöbern dann plötzlich eine unerwartete Würze. Was Pflicht war, wird zum Spaß. Das Ganze wird dann zu einer Art Schatzsuche.« Nach einem Räumtag im Haus sind die beiden Schwestern zwar sehr erschöpft, aber sie genießen es, sich in einer benachbarten Pizzeria noch intensiv über die Eltern zu unterhalten: »Es war wie eine Therapiestunde für uns. Das brauchten wir beide. Wir fragten uns auch oft, ob sie wirklich glücklich waren miteinander? Manchmal haben wir auch etwas Schönes oder Interessantes gefunden, wie Briefe oder alte Abendkleider unserer Mutter. Oder auch Kindheitserinnerungen, eine alte Geburtstagskarte und ein Foto, als wir klein waren. Jeder neue Gegenstand hat das Gespräch zwischen uns Schwestern in eine neue Richtung gelenkt. Wenn ich alleine rumgeräumt habe, bin ich schnell trübselig geworden. Zu zweit haben wir uns immer wieder gegenseitig aufgerichtet.«

Das gemeinsame Aufräumen der Vergangenheit bringt die Schwestern wieder enger zusammen. Zwar hatten sie sich als Kinder bereits gut verstanden, aber in den letzten Jahren ein bisschen aus den Augen verloren. Es ist auch das starke Gefühl, dass sie beide aus der gleichen Wurzel stammen, das sie in diesen Momenten verbindet. Katharina empfand die Zeit des Räumens aber auch als extrem belastend, da sie neben ihrer Arbeit als Ärztin jetzt noch die Wochenenden im Haus der Eltern einplanen musste. Es waren Monate der Doppelbelastung. Trotzdem will sie heute, zwei Jahre später, diese Zeit nicht missen: »Vielleicht war es so ein Ablöseprozess für uns, dass man immer wieder zusammen geräumt und darüber geredet hat. Da kamen wieder Erinnerungen hoch. Dadurch, dass wir die miteinander geteilt haben, konnten wir uns verabschieden.«

Aus Sicht des Psychologen

Geschwisterdynamiken

In der Physik wird unter Dynamik die Lehre von der Bewegung von Körpern unter dem Einfluss von Kräften verstanden. Wenn wir das auf eine Familie übertragen, dann bedeutet dies, dass es in der Familie Kräfte gibt, die unsere Position innerhalb der Familie mitbestimmen. Damit ist die Familie auch ein System. Ein dynamisches System von einzelnen Menschen, die in einer Gruppe zusammenleben und sich da organisieren müssen. In solchen Systemen gibt es immer auch Systemregeln. Es sind Regeln, die oft nicht direkt ausgesprochen wurden und die meist eher unbewusst funktionieren. Beispielsweise kann es normal sein, dass man Konflikte nicht offen austrägt. Wut, Ärger oder Aggressionen werden nicht zugelassen und schnell unter den Teppich gekehrt. Wichtig ist es für eine solche Familie, eine »heile Welt« vorzuspielen und Harmonie vorzutäuschen. Bricht ein Mitglied diese Regel, indem beispielsweise der Sohn dem Vater doch widerspricht, dann wird das Mitglied womöglich sofort »bestraft«, weil es die Regel verletzt hat.

Neben den Regeln spielt es auch eine Rolle, in welcher Position wir innerhalb der Familie stehen. Mutter und Vater haben von Natur aus die Kontrolle und die Macht in der Familie. Das erstgeborene Kind wächst anders auf als das Kind danach. Das erste Kind hat in der Regel am Anfang erwachsene Menschen als Bezugspersonen. Es wächst bei Mama und Papa auf. Das nächste Kind hat die Erwachsenen und dann noch einen älteren Bruder oder eine ältere Schwester. Bleibt es bei zwei Kindern, dann ist das letzte Kind meist auch das Nesthäkchen. Sollte noch ein Geschwisterchen kommen, dann ist es ein sogenanntes Sandwichkind, also in der Mitte. Die mittlere Position hat den Vorteil, dass das Kind sich um das Nesthäkchen kümmern kann und im besten Fall vom älteren Geschwisterchen selbst Fürsorge bekommt. Es sind aber auch andere Entwicklungen denkbar und es gibt eine ganze Reihe von Bedeutungen, die die jeweiligen Geschwisterpositionen haben könnten. Wichtig ist zu wissen, dass es sinnvoll sein kann, sich zu überlegen, welche Position wir einnehmen und welche Rolle wir dadurch angenommen haben.

Jede Rolle hat Vor- und Nachteile. Sind wir zum Beispiel das erstgeborene Kind, dann haben wir viel Aufmerksamkeit bekommen und sind meist auch etwas Besonderes für unsere Eltern. Aber wir mussten uns vielleicht auch durchbeißen und uns unsere Freiheit hart erkämpfen. Außerdem übernehmen wir gerne die Verantwortung für die jüngeren Geschwister, haben aber selbst niemanden in ähnlichem Alter, der das für uns tut.

Warum ist diese Analyse so wichtig? Betrachten wir den Tod der Eltern einmal auf der systemischen Ebene, dann fallen eine oder zwei wichtige Rollen innerhalb des Systems weg. Alles ändert sich, denn eine oder zwei Positionen werden frei. Wer rückt nach auf den Platz, der vielleicht die Familie zusammengehalten hat? Rückt überhaupt jemand nach oder bleibt diese Position unbesetzt? Wer bestimmt nun innerhalb der Familie, was richtig oder falsch ist? In solchen Momenten, wo das System instabil wird, geraten die einzelnen Mitglieder häufig unter Stress. Die Nerven liegen blank und dann soll man in diesem Zustand auch noch entscheiden, wer die Vase bekommt und wer das Bild. Es ist sinnvoll, sich in solchen Situationen vor dem Aufteilen der Gegenstände zunächst einmal bewusst zu machen, wer momentan welche Rolle innehat und in welchem Zustand das System gerade ist. Bei Claudia und Clara war dies unklar. Deshalb kamen Gefühle zum Vorschein, die ansonsten unterdrückt waren. Häufig sind es Neid, Missgunst, Eifersucht oder Wut, die sich zeigen. Diese Gefühle werden oft nicht direkt thematisiert, sondern symbolisch verarbeitet, das heißt, wir streiten uns um Gegenstände. Es empfiehlt sich dann, sich zu überlegen, welches Problem ich eigentlich mit der betreffenden Person habe. Habe ich mich all die Jahre unterdrückt gefühlt und möchte mich nun freikämpfen? Habe ich Schuldgefühle, weil mir viel geholfen wurde und ich nichts zurückgegeben habe?

Wenn solche Gefühle oder Konflikte im Raum stehen, empfehle ich den Betroffenen, einen Familienrat zu gründen. Anstatt die Energie in viele kleine Streitigkeiten zu stecken, kann es ergiebiger sein, wenn sich alle zusammensetzen und ihre Beziehungen miteinander klären. Wer hat welche Rolle? Welche Rolle ist frei? Wer möchte gerne welche Rolle? Wie haben sich die Regeln verändert? Welche Regeln gelten noch und welche können gestrichen werden?

An dieser Stelle ein persönlicher Gedanke: Generell gilt bei einem Streit mit nahestehenden Menschen, darauf zu achten, dass wir lediglich das Verhalten der Person in dem speziellen Fall kritisieren. Die Liebe und Bindung zum anderen bleibt davon unberührt. Dies gilt im Besonderen für die Familie. Aus meiner Praxis weiß ich, dass selbst bei tiefsitzendem Hass die Trauer über den Verlust des Bruders oder der Schwester zwar nicht immer, wohl aber häufig größer ist. Denn die Schwester bleibt Schwester, und der Bruder bleibt Bruder. In Situationen und Konstellationen, wo diese Betrachtungsweise nicht gelingt, lohnt sich vielleicht die Überlegung, ob die positiven Gefühle beziehungsweise die Beziehung zur Schwester oder zum Bruder nicht wichtiger wäre(n) als eine Vase. Katharina und ihre Schwester haben diese Erfahrung gemacht. Sie haben viel geredet und das System neu gestaltet. Dadurch sind sich beide näher gekommen. So kann das gemeinsame Räumen auch eine Annäherung wie in einer gemeinsamen Therapie werden.

Kapitel 7: Ein neues Zuhause für die Dinge, oder: Wohin mit all dem »Krempel«?

Es sind regelrechte Berge von Zeug, die bei einer Haushaltsauflösung zu bewältigen sind. Vom Keller bis zum Dach ist ein Haus vollgestopft mit Möbeln, Büchern, Geschirr. Angehörige, die ihr Elternhaus auflösen müssen, berichten häufig, dass sie im Keller oder auf dem Dachboden der Eltern auch viele kaputte Dinge finden. Gegenstände, die eigentlich völlig unbrauchbar sind. Man selbst hätte sie längst zum Wertstoffhof gebracht. Etwa den Rasenmäher, der nicht mehr funktioniert, den Servierwagen, bei dem die Räder gebrochen sind, oder den Flaschenhalter aus Messing, bei dem der Griff abgebrochen ist. Alles wurde aufbewahrt. Für schlechtere Zeiten? Vielleicht könnte man sie ja später einmal reparieren oder Einzelteile noch gebrauchen. Es ist die Erfahrung von Hunger, Entbehrung und Verlust im Krieg und in den Jahren der Nachkriegszeit, die unsere Elterngeneration stark prägte. Auch mit dieser Lebensphase der Eltern müssen sich viele Hinterbliebene nach deren Tod auseinandersetzen. Die Gegenstände, die wir beim Räumen finden, konfrontieren uns damit. Für meine Generation – damit meine ich Menschen zwischen 40 und 50, die in einer Wohlstandsgesellschaft aufgewachsen sind, ist es nur schwer vorstellbar, Hunger zu leiden und um das nackte Überleben zu kämpfen.

Wir leben in einer Wegwerfgesellschaft. Kleider zum Beispiel sind sehr günstig geworden. Wir kaufen häufiger ein als unsere Elterngeneration, müssen aber dann alle paar Jahre unsere Kleiderschränke ausmisten, um Platz für Neues zu schaffen. Trends spielen eine größere Rolle. Auch bei Möbeln. Dabei ist Qualität nicht ausschlaggebend, sondern das Neue und die Abwechslung in den eigenen vier Wänden. Unsere Eltern »tickten« in der Regel ganz anders. Sie legten Wert auf »echte Wertarbeit« und Beständigkeit, was sich in ihrer Einrichtung zeigt: Eiche rustikal, dunkelrotes Mahagoni, braunes Teakholz. Möbel also, die man sich selbst nie kaufen würde. Trotzdem bringt man es nur schwer übers Herz, sie zum Sperrmüll zu bringen. Die Mahagoni-Anrichte, mit der keiner etwas anfangen kann, für die sich auch kein Antiquitätenhändler erbarmen will – was soll man damit tun? Wohin mit den alten Sachen, die den Eltern einmal lieb und teuer waren? Sie auf den Müll zu werfen, bringen die wenigsten übers Herz. Für die meisten ist die Vorstellung einfach schrecklich. Es ist, als ob man einen Teil der Eltern auf die Müllkippe wirft. Deshalb sind die meisten Angehörigen froh, wenn sie die Dinge einem karitativen Zweck zugute kommen lassen können: der Caritas, der Diakonie oder einem Kaufhaus des Roten Kreuzes. So finden die Sachen noch Verwendung und bekommen ein neues Zuhause.

100 Tage 47&11 – *Rolf*

Rolf nimmt sich viel Zeit, um nach dem Tod seiner hochbetagten Mutter alles in seinem Elternhaus genau zu durchforsten und zu sortieren. Insgesamt verbringt der 60 Jährige hundert Tage zum Räumen in der Villa am Rand von Dortmund. Er kann sich seine Arbeitszeit glücklicherweise selbst einteilen, weil er als freier Berater im Qualitätsmanagement von sozialen Einrichtungen tätig ist. »Dieser Zeitaufwand war Wahnsinn. 100 Tage – das ist quasi eine Vollzeitstelle für ein halbes Jahr. Aber meine Frau und ich haben uns immer gedacht, wenn wir etwas erben, dann müssen wir das auch so machen. Um uns Mut zu machen, haben wir gewitzelt, dass wir ja keinen schlechten Stundenlohn bekommen, denn es war ein beträchtliches Erbe.«

Was völlig unbrauchbar ist, kommt auf den Sperrmüll. Vieles bringen sie auch zur Arbeiterwohlfahrt. Für Rolf ist es sehr wichtig, dass die Dinge noch eine Verwendung finden, einen Zweck erfüllen. Vieles hat Rolfs Mutter auf Vorrat gekauft. Über 40 Paar originalverpackte Feinstrumpfhosen freut sich seine Frau. Da sind auch mehrere Kisten echt florentinischer Seifen und zwei Tüten voller ungeöffneter Parfümflaschen der Marke 47&11. Rolfs Mutter sprühte sich gern mit diesem Duft ein. Und auch die Vorhänge und Sofas in der Villa rochen danach. »Immer wenn wir zum Räumen in das Haus nach Dortmund fuhren, die Tür aufschlossen, kam uns dieser Parfümschwall entgegen. Meine Schwiegermutter hatte wirklich alles damit eingesprüht«, erzählt Rolfs Frau und lacht. »Das war schon irgendwie komisch. Sonst erwartet man in alten Häusern unverbrauchte, muffige Luft. Uns begrüßte immer dieser Alte-Damen-Duft. Das Gute war: Ich glaube, es wirkte desinfizierend. Obwohl hunderte Plastiktüten in der Wohnung herumlagen, war dort keinerlei Ungeziefer. Meine Schwiegermutter hatte ja ein extremes Sammler-Gen. Sie musste alles horten und aufheben. Das hing wahrscheinlich mit ihrer Kriegserfahrung zusammen. In ihrem Schlafzimmer hatte sie hunderte Plastiksäcke vollgestopft mit neuen und gebrauchten Kleidern, Briefen und Kleinkram. Am Schluss konnte sie sogar nicht mehr in ihr Bett und musste auf dem Sofa in ihrem Wohnzimmer schlafen, weil alles voll mit Tüten und Ordnern war.«

Das Räumen war für das Ehepaar entsprechend Knochenarbeit. Tröstlich war immer wieder, dass sie auch richtige Schätze fanden, etwa einen riesigen stehenden Globus, der aus der Kaiserzeit stammt und noch die deutschen Kolonien zeigt. Oder Original-Füller der Firma »Montblanc«. Der Globus hat inzwischen seinen neuen Platz im Schlafzimmer des Ehepaars gefunden. »Ich habe einen der Füller bei eBay verkauft, für 460 Euro – ein Japaner hat den ersteigert. Das war witzig. Dass sich ein Japaner für diesen Füller interessiert. Verrückte Sache! Ich wusste auch zuerst gar nicht, wie ich diesen Füller per Post nach Japan geschickt bekomme. Ich musste mich dann erst erkundigen. Der Japaner mailte mir dann zwei Wochen später: Er hätte den Füller erhalten.«

Es hat ihn sehr gefreut, dass dieser Füller einem Menschen in einem fernen Land Freude macht. Dabei ging es ihm eigentlich nicht um die 460 Euro, die er damit verdiente. Vielmehr empfand er es als eine Genugtuung, dass der Füller von einem anderen Menschen gewürdigt wird. Rolf musste nämlich auch die Erfahrung machen, dass er manche Dinge gar nicht losbekam oder damit auf wenig Interesse stieß.

Dazu zählen die Baccara-Gläser, die seiner Mutter so wichtig waren. Nirgendwo bekam Rolf sie unter. Im Antiquitätenhandel winkte man ab: »Das will heute keiner mehr haben.« Deshalb beschloss Rolf, die Gläser erst einmal zu behalten. Obwohl er immer ein schwieriges Verhältnis zu seiner Mutter hatte, konnte er sich nicht davon trennen: »Die Gläser sind jetzt bei uns noch in einer Kiste auf dem Speicher. Damals waren sie so kostbar. Heute sind sie einfach nichts mehr wert. Genauso der Nerzmantel meiner Mutter. Ich glaube, 30 Euro haben wir für den bekommen in einem Secondhand-Laden. Der hat mal 8000 Mark gekostet!«

Seine Mutter, die aus der Dortmunder Oberschicht kam und im Krieg ausgebombt wurde, legte später viel Wert auf Statussymbole. Dazu zählten der Nerzmantel, aber auch die vielen Perserteppiche in der Villa. An manchen Stellen lagen sie sogar übereinander, lacht Rolf.

Es schockierte ihn, als er feststellte, dass sie heute kaum noch etwas wert sind. »Gerade mal 400 Euro habe ich für einen bekommen, der mal 10 000 Mark gekostet hat. Dieser Werteverfall hat mich schon geschockt. Ein Perserteppich ist ja auch ein Kulturgut und dahinter steckt viel Handarbeit.«

Warum will keiner diese schönen Schränke? – *Marietta*

Darf man alte Fotos verbrennen oder in den Müll werfen? Die Frage stellt sich die 40-jährige Marietta, als sie den Keller ihres Elternhauses ausräumt. Sie findet viele alte Schwarz-Weiß-Fotos, die ihrer Großtante gehörten. Denn es ist nicht nur der Nachlass ihrer Eltern, der sich im Haus befindet, sondern auch der der Tante ihres Vaters aus Bayern.

Als die Tante Ende der 1990er Jahre starb, konnte ihr Vater sich nicht durchringen, irgendetwas davon wegzuwerfen. Seine Tante war nach dem frühen Tod der Eltern seine wichtigste Bezugsperson geworden, hatte ihn quasi als ihr Kind aufgezogen. Ihre Wohnung war zu seinem neuen Zuhause geworden. Von ihren Sachen konnte er sich nicht trennen, weil sie ihm so viel bedeutet hatte. Sie wurden deshalb kurzerhand aus der Wohnung der Tante in den Hobbyraum des eigenen Hauses verfrachtet und dort verwahrt.

Jetzt ist es Marietta, die sich neben den Dingen der Eltern auch noch mit dem Hausrat der Großtante beschäftigen muss. Da sind alte Hutschachteln, Seidenhandschuhe, kistenweise Bücher, die schon modrig riechen, stapelweise Fotos in kleinen Pappkartons und Alben. Vor allem eine Frau ist auf den Bildern zu sehen: »Luise« aus München. Auf einem der Bilder trägt Luise einen großen schwarzen Hut mit Federn auf dem Kopf. Sie ist von imposanter Statur und schaut streng hinter den runden Brillengläsern hervor. In feinen Bleistiftstrichen ist das Datum auf der Rückseite des Fotos notiert worden: April 1905. Dann ist Luise in einer Gartenlaube abgelichtet mit anderen Verwandten zu sehen. Sie trägt eine weiße Spitzenschürze und lächelt dieses Mal milde in die Kamera. Es ist diese Luise, die wiederum der Tante ihres Vaters viel bedeutet hat. Sie war ihre Patentante gewesen, half und unterstütze sie, wo es nur ging. Das weiß Marietta aus Erzählungen des Vaters.

Marietta lässt kaum jemanden in das Elternhaus. Es ist ihr peinlich, wenn andere das Chaos erblicken, denn inzwischen sind durch das Räumen regelrechte Wunden in das Haus geschlagen. Ein Loch klafft, wo ein Schrank entfernt wurde. Kisten mit aussortiertem Papierkram stapeln sich im Wohnzimmer. Und auf den Tischen liegen Ordner und Stifte, kleine Schachteln und Dosen. Eine Freundin Mariettas schlug vor, eine Flohmarkt-Party mit Nachbarn und Freunden zu veranstalten, bei der sich jeder etwas aussuchen kann und sie nicht alleine die Arbeit hat, alles wegzuschaffen. Dieser Gedanke ist Marietta jedoch unangenehm. Für andere mag die Idee gut sein, aber Marietta will niemanden hier im Haus der Eltern haben. Es ist ihr zu intim. Nur ihr Mann und ein paar Vertraute dürfen das Haus betreten. Dazu gehört ihre Schwägerin Sophie. Sophie liebt alte Dinge, hat Freude an Flohmarktsachen und staunt auch immer wieder über Kleinigkeiten, die sie gemeinsam finden. Ein alter Stadtplan von Wien, eine Kartoffelpresse der Oma, einige dünne Tischtücher aus Leinen, fein bestickt mit kleinen Röschen, eine Messingschachtel voller Stopfnadeln. Sophie freut sich, diese Dinge mitnehmen zu dürfen. Und für Marietta ist es beruhigend, denn die Sachen bekommen ein neues Zuhause: »Das ist mir sehr wichtig. Ja, es ist wie Balsam für die Seele, dass Sophie die alten Sachen wertschätzt.«

Mit Sophie bespricht sie auch, was man mit den vielen alten Fotos tun kann. Sophie ist Theologin und hat ein feines Gespür für die Intimsphäre anderer Menschen, auch Verstorbener. Sie ist der Meinung, dass auch Tote weiterhin ein Recht auf ihre Privatsphäre haben. So beschließen sie gemeinsam, die Bilder von Luise nicht wegzuwerfen, da Luise der Tante so viel bedeutet hatte. Sie soll so, wenn auch »nur auf den Fotos«, weiterleben. Die vielen Schwarz-Weiß-Bilder allerdings, auf denen Menschen abgebildet sind, die sie gar nicht zuordnen kann, will Marietta verbrennen, auch wenn es ihr schwerfällt. So will sie verhindern, dass die Fotos auf der Müllhalde oder auf einem Flohmarkt landen.

Wegen der Möbel ihrer Großtante nimmt sie Kontakt mit einem Antiquitätenhändler auf: »Irgendwann hatte ich einen richtigen Ehrgeiz entwickelt. Ich wollte einfach, dass die schönen Möbel und kleinen Gegenstände von der Großtante aus Bayern noch irgendwie gewürdigt werden. Deshalb habe ich einen Antiquitätenhändler kommen lassen. Allerdings war das eher eine Enttäuschung.« Es gibt einen großen Schrank aus Nussbaum, den sie dem Händler zeigen will. Weder Freunde noch Bekannte können ihn gebrauchen. Die Vorderfront zieren kunstvoll geschnitzte Rosen, das Holz in einem warmen Hellbraun ist gut erhalten. Der Schrank ist jedoch sehr wuchtig und kann nicht auseinandergebaut werden.

Mit den Schränken der Großtante – es gibt noch einen weiteren – kann der Händler leider auch nichts anfangen. »Nicht alt genug«, sagt er, »tut mir leid. Die bekomme ich nicht los. Interessant werden die Möbel erst, wenn sie über 200 Jahre alt sind«, sagt er fast schon entschuldigend.

Auch für die Gemälde, ein Blumen- und ein Landschaftsbild in Öl mit geschwungenem Goldrahmen, interessiert sich der Antiquitätenhändler nicht. Schließlich sind es einige Steiff-Tiere, die das Interesse des Händlers wecken. Gut erhaltene Exemplare sind begehrt. Er kauft sie Marietta für 20 Euro das Stück ab. Außerdem nimmt er eine Sammlung alter Postkarten und einen Briefbeschwerer aus Marmor mit – das war's. Marietta ist ernüchtert. Und die Schränke und Gemälde sind immer noch da.

Wut im Bauch – *Barbara*

Barbara wird beim Räumen der Wohnung ihrer Eltern immer wieder wütend. Warum konnten sie nichts wegwerfen? Es sind Berge von Dingen, die sich ihr und ihrer Schwester entgegenstellen. Das Arbeitszimmer des Vaters ist mit Unmengen an Zeitungen und Aktenordnern gefüllt. Auch die Kellerräume sind vollgestopft. Seit Jahren war Barbara nicht mehr hier unten gewesen. Sie entdeckt zerbrochene Regale, eine defekte Bohrmaschine, alte Lattenroste und vieles mehr. Dinge, mit denen nichts mehr anzufangen ist. Jetzt muss sie das tun, was eigentlich Aufgabe ihrer Eltern gewesen wäre. Das ärgert sie. Mehrere Wochenenden haben sie und ihre Schwester mit einigen Helfern schon geräumt. Einen großen Container haben sie bereits bis zum Rand gefüllt, doch noch immer scheint sich das Haus nicht zu leeren. Ist dies das Vermächtnis ihrer Eltern? Sollten die beiden Kinder lernen, wegzuschmeißen, sich von Ballast zu befreien? Das, was die Eltern nie tun konnten?, fragt sich Barbara öfter.

Wenn sie an die Kriegserfahrungen ihrer Eltern denkt, legt sich ihre Wut jedoch wieder. Barbara weiß, wie sehr ihre Eltern Hunger leiden mussten. Insbesondere der Vater hatte im Krieg alles verloren. »Diese Erfahrung von Verlust und Not hat ihn ein Leben lang geprägt. Er konnte nichts loslassen und wegwerfen. Ähnlich war es bei meiner Mutter. Sie war in sehr bescheidenen Verhältnissen auf dem Land aufgewachsen. Da warf man nicht so schnell etwas weg.«

Barbara ruft sich das immer wieder ins Gedächtnis, um nicht an der schieren Menge an Sachen zu verzweifeln. Als sie eine schwarze Holztruhe findet, von der schon der Lack abblättert, muss sie schließlich schmunzeln. In der Truhe sind hunderte kleine Stoffreste aufbewahrt: weißer Musselin mit blauen Punkten, lindgrüner Cord, dunkelblauer Samt. Keines der Stoffstücke wäre groß genug, um daraus noch etwas zu nähen, aber ihre Mutter hatte alles fein säuberlich in der Truhe verpackt. »Das hat mich angerührt, diese fein säuberlich aufbewahrten Stoffreste zu finden. Unsere Mutter war so bescheiden und konnte aus kleinen Dingen tolle Sachen zaubern. Ich erinnere mich noch an ein altes Puppenhaus, das wir vom Sperrmüll geholt hatten. Meine Mutter hatte mit Holz und Stoff kleine Möbel dafür gebastelt. Sie war sehr einfallsreich. Daran musste ich wieder denken. Diese Stoffreste machten mir auch wieder deutlich, wie schnell wir Dinge wegwerfen. Wer flickt noch ein Hose, wenn sie Löcher hat? Man kauft sich schnell eine Neue. Davon abgesehen hat kaum jemand Zeit zu nähen, selbst wenn man es kann.«

Als ob es ein Wink des Himmels wäre, entdeckt sie kurz darauf im Kindergarten ihrer Tochter einen Zettel am

Schwarzen Brett: »Marienkäfergruppe braucht Stoffreste für ein großes Wandbild«. Barbara zeigt der Erzieherin die schwarze Truhe mit den Stoffstückchen. Die Frau ist begeistert und Barbara freut sich sehr. Jetzt erfüllen auch die Stoffreste ihrer Mutter noch einen Zweck. Es ist, also ob sich für Barbara ein Kreis schließt.

Aus Sicht des Psychologen

Ein neues Zuhause für die Dinge, oder: Wohin mit all dem »Krempel«?

Auf der Straße beobachtete ich einmal eine Mutter, die mit ihrem Kind vor einer toten Taube stand. Das Kind war sichtlich traurig darüber, dass die Taube gestorben war. Die Mutter versuchte das Kind damit zu trösten, dass es ihm sagte, die Taube sei nun im Himmel. Das Kind fragte, ob es der Taube im Himmel nun gut gehe. Die Mutter antwortete, dass es der Taube da oben sehr viel besser gehe. Das Kind war nach dieser Erklärung sichtlich erleichtert und konnte wieder lachen. Was hat diese kleine Geschichte nun mit diesem Kapitel zu tun?

Auf den ersten Blick wenig, wenn wir etwas genauer hinschauen, sehr viel. Wir Menschen wissen im Gegensatz zu anderen Lebewesen, dass wir existieren. Wir haben ein Bewusstsein dafür, dass wir leben. Wir wissen, wo wir herkommen und dass wir eines Tages sterben werden. Was wir aber nicht wissen, ist, was nach dem Tod auf uns wartet. Daher gibt es unzählige Theorien und Geschichten darüber, was nach dem Tod mit uns geschehen könnte. Die Weltreligionen versprechen uns nach einem »guten« Leben ein besseres im Jenseits. Einige Religionen glauben an die Wiedergeburt. Es gibt auch die Ansicht, dass es nach dem Tod absolut nichts gibt. Wenn wir sterben, stirbt also auch unser Bewusstsein mit. Dann ist alles vorbei.

Die Tatsache, dass es so viele unterschiedliche Sichtweisen gibt, spiegelt die Sehnsucht von uns Menschen wider, eine Antwort darauf zu erhalten, was nach dem Tod mit uns passiert. Wir können es in der Regel nicht akzeptieren, dass es nach unserem Tod einfach vorbei ist. Deshalb glauben die meisten Menschen, dass es irgendwie weitergeht, auch wenn es keine konkrete Vorstellung darüber gibt. Und weil wir häufig so denken, können wir auch die Gegenstände unserer Eltern nicht einfach wegwerfen oder so tun, als wäre es dem Toten egal, was wir mit seinem Besitz tun. Wenn wir davon ausgehen, dass unsere Mutter oder unser Vater irgendwo im Himmel ist, dann könnte er oder sie sich ziemlich darüber ärgern, dass wir den ehemals teuren Schrank einfach entsorgen. So wie das kleine Kind beruhigt war, als es erfahren hat, dass es der Taube im Himmel besser geht, kann es umgekehrt uns ein unangenehmes Gefühl bereiten, wenn wir befürchten, unsere Eltern könnten, wo auch immer, auf uns sauer sein. Dieses Gefühl sollten wir ernst nehmen. Es macht für unsere Psyche manchmal keinen Unterschied, ob eine lebende Person auf uns wütend ist oder ob eine Verstorbene es sein könnte. Beides kann für uns belastend sein. Die Person, mit der wir dies am besten besprechen könnten, ist aber nicht mehr da. Alle anderen können nicht wissen, wie die Mutter oder der Vater es wohl gefunden hätten, wenn die Fotos oder die Möbel einfach entsorgt würden.

Es gibt nun mehrere Möglichkeiten, damit umzugehen. Ich persönlich finde es wichtig, zunächst zu klären, welche Vorstellung ich darüber habe, was nach dem Tod mit uns passiert. Wenn ich daran glaube, dass es wie auch immer weitergeht, und ich überzeugt bin, dass die Seele der Person weiterlebt, kann ich in einen Dialog mit ihr treten.

Eine meiner Patientinnen hatte ein massives Problem damit, die Sachen ihrer Mutter wegzuwerfen. Sie fühlte sich extrem schuldig und fand keinen Ausweg. Die Schuld konnte sie erst ablegen, als sie am Grab der Mutter in einen Dialog mit ihr trat und ihr erklärte, warum sie manches behielt, vieles aber auch wegwerfen musste. Es ist für viele Menschen entlastend, wenn sie ihr eigenes Verhalten auf diese Weise erklären können.

Ein anderer Patient machte eine tröstliche Erfahrung mithilfe eines Gedankenexperiments: Er war der Meinung, dass es völlig unlogisch sei, wenn die verstorbene Mutter auf ihn böse wäre, weil er alles vom Entrümpler habe ausräumen lassen. »Wenn sie im Himmel, also im Paradies ist, dann ist sie da vollkommen glücklich und hat ihr Seelenheil gefunden. Wieso sollte sie sich dann da oben mit den Möbeln auf der Erde beschäftigen?« Diese Betrachtungsweise ließ den Mann seinen Frieden mit den entsorgten Gegenständen und der Mutter finden.

Hier kann auch ein Brief an den Verstorbenen heilsam sein. Barbara könnte zum Beispiel ihrem Ärger darüber Luft machen, dass die Mutter zu Lebzeiten nicht den Keller ausgeräumt hat. Und während wir alles niederschreiben, was wir noch zu sagen haben, können wir auch den Fragen nachgehen, ob wir Dinge wegwerfen, weiterverschenken oder behalten sollen. Beim Schreiben kann sich vieles klären oder auflösen. Sollten wir absolut keine Lösung finden, dann können wir für uns auf diesem Weg zumindest erklären, warum wir uns nicht so verhalten haben, wie es sich die Eltern womöglich gewünscht hätten.

Kapitel 8: Der Entrümpler

Mein Textverarbeitungsprogramm kennt das Wort »Entrümpler« nicht. Immer unterstreicht es mir den Begriff rot. Ich habe noch nicht herausgefunden, was man stattdessen schreiben muss, um das Programm zufriedenzustellen. Aber es bringt mich zum Schmunzeln. Denn ähnlich wie mein Textverarbeitungsprogramm ein Problem mit dem »Entrümpler« hat, hatte ich ein Problem mit ihm: Ich konnte mir einfach nicht vorstellen, dass ein wildfremder Mensch die letzten Reste aus dem Haus meiner Kindheit räumt. Immer wieder fragten uns Freunde: »Wie macht ihr das jetzt? Nehmt ihr euch einen Entrümpler?« »Nein, wir wollen es allein machen«, antworteten wir daraufhin trotzig. »Wir wollen alles noch einmal selbst sichten. Kein Fremder soll hier rein!«

Das war unser ehrgeiziges Ziel, als wir an einem kalten Dezembertag, zwei Monate nach dem Tod unseres Vaters, zunächst zaghaft, fast ein wenig ehrfürchtig anfingen, erste Schubladen zu öffnen, Unterlagen durchzublättern. Ein Entrümpler kam zu diesem Zeitpunkt nicht infrage. Die Sachen der Eltern schienen zu privat. Sie gehörten zu *unserer* Familiengeschichte. Ich erinnere mich, wie wir dicke Wollpullis und Fleecejacken angezogen hatten, weil die Kälte in jeder Ecke des Hauses saß. Wochenlang war nicht mehr geheizt worden und die alten Nachtspeicheröfen brauchten zu lang, um warm zu werden.

Das Haus war vollgestopft vom Keller bis zu Dach. Die

schiere Masse erdrückte uns. Selbst nach mehreren Sperrmüllfahrten und einem großen Container, den wir in zwei Tagen füllten, war noch nicht viel gewonnen. Irgendwann kam die bittere Erkenntnis: Wir schaffen das nicht alleine. Wir mussten einen Entrümpler beauftragen. Wir haben nicht die Zeit, alles alleine auszuräumen.

Einem Fremden das Haus und den Nachlass der verstorbenen Eltern zu überlassen, ist ein schwerer Schritt. Er kommt einer Grenzüberschreitung gleich, denn die Sachen sind so intim und privat. Es kann Monate dauern, bis Hinterbliebene sich dazu entschließen. Aber das Leben mit seinen täglichen Anforderungen zwingt einen häufig zu dieser Entscheidung. Wer hat schon Zeit, monatelang in einem alten Haus zu räumen, zu packen, zu sortieren? Wer kann schon dem Anspruch gerecht werden, alles noch einmal in die Hand zu nehmen? Irgendwann droht Hinterbliebenen in einem Räumprozess die Kraft auszugehen, denn das Ausmisten und Wegwerfen ist nicht nur körperlich anstrengend, sondern auch emotional belastend. Viele berichten, dass sie nach einem Räumtag im Haus ihrer Eltern völlig erledigt sind, physisch und psychisch erschöpft. Die Müdigkeit, die einen abends dann überfällt, ist nicht die körperliche Müdigkeit nach einer langen Wanderung. Es ist die Müdigkeit nach einer intensiven Seelenarbeit. Von dieser Art Erschöpfung erzählen auch Notfallseelsorger und Pfarrer, wenn sie lange Trauergespräche mit Angehörigen führen oder eine Trauerfeier halten mussten. Abends sind sie dann zu nichts mehr in der Lage. Es ist eine tiefe, bleierne Müdigkeit, die einen dann befällt, und man braucht deutlich mehr Schlaf als an anderen Tagen.

Da steht nun das Elternhaus mit allem, was es beherbergt, aber das Leben geht weiter. Der Beruf fordert einen wie eh und je und die Kinder verlangen zu Recht Aufmerksamkeit.

Eine professionelle Haushaltsauflösung scheint da der einzige Ausweg zu sein.

Wer ist der Entrümpler? Es ist in der Regel ein Fremder, der die Eltern nicht kannte. Er geht nüchtern und sachlich an die Dinge heran, überlegt, was er noch verwerten und verkaufen kann – auf dem Flohmarkt oder übers Internet. Und was auf die Müllhalde muss.

Für den Entrümpler ist die alte Bank in der Küche eine klappriges Möbel mit zerschlissenem blauen Stoff. Für mich ist es aber die Bank, auf der ich mit meiner Mutter immer saß, um zu plaudern. Die Bank, auf der ich saß, um meine Lieblingsnudeln zu essen. Für den Entrümpler ist es die Bank, die zum Sperrmüll gebracht werden muss oder noch auf einem Flohmarkt verhökert wird. Die Dinge werden durch den Entrümpler entzaubert.

Viele Betroffene erzählen, dass sie bei der Wahl des Entrümplers darauf achten, dass der Mensch ihnen sympathisch ist und dass er würdevoll mit den Dingen umgeht. Auch dem 57-jährigen Ingo war das sehr wichtig, als er einen Entrümpler für sein Elternhaus brauchte.

Ich will mich nicht für die alten Sachen entschuldigen müssen – *Ingo*

Ingos Eltern hatten ein stolzes Alter, als sie im Sommer 2012 starben. Sein Vater wurde 90 Jahre alt, seine Mutter 87 Jahre. Obwohl Ingo jeden Tag mit dem Abschied rechnen musste, war ihr Tod innerhalb von nur vier Wochen hart für den Zeitungsredakteur aus Bielefeld. »Sie hatten sich abgesprochen, dass der Vater vor ihr stirbt. Und tatsächlich kam es so. Es war sozusagen eine glückliche Fügung, dass er drei Wochen vor ihr gestorben ist. Wir Kinder, meine Schwestern und ich, hatten schon befürchtet, dass es anders kommen würde, denn die Mutter war schwer krebskrank. Aber als er dann merkte, wie schwach sie wurde, machte er zuerst den Absprung, wie ausgemacht. Die beiden waren 64 Jahre verheiratet gewesen.«

Am Nachmittag wurde im Pflegeheim in Bielefeld noch ein Sommerfest gefeiert. Es gab Bratwürste und Bier. Am Abend des warmen Augusttages war der Vater dann gestorben. »Ist das nicht ein schöner Tod? Nachmittags noch Würstchen und Bier, abends dann einfach einschlafen und nicht mehr aufwachen?« Ingo lacht leise und ich bekomme eine Ahnung, wie humorvoll er ist. Seine Mutter starb genau auf den Tag vier Wochen später. Ganz friedlich ist sie im Schlaf von uns gegangen, erzählt der 57-Jährige. Das findet er beruhigend. »Sie ist abends ins Bett und morgens nicht mehr aufgewacht.«

Ingos Mutter hatte, wie ihre Eltern und Großeltern zuvor, zu Hause sterben wollen – in ihrem Haus, das seit 1928 im Besitz der Familie ist. Während der zwei Jahre, die seine Eltern im Seniorenheim untergebracht waren, schwang bei der Mutter immer ein leiser Vorwurf mit: Warum habt ihr uns hier hergebracht? Warum darf ich nicht zu Hause sterben? Ingo und seine beiden Schwestern hatten sich die Entscheidung damals nicht leicht gemacht. Weil sie die Pflege der gebrechlichen Eltern zu Hause nicht gewährleisen konnten, war das Pflegeheim unausweichlich gewesen. Umso tröstlicher ist es für Ingo, dass seine Mutter sanft im Schlaf gestorben ist.

Nach ihrem Tod war dann schnell klar, was mit dem großen Elternhaus passieren sollte. Da alle drei Geschwister sich in ihren Wohnungen, teilweise gemietet, teilweise Eigentum, sehr wohlfühlen, lag der Verkauf nahe. Keiner der drei wollte in das Haus einziehen. »Natürlich hätten unsere Eltern es auch gerne gehabt, wenn wir das Haus behalten. Das Haus war ihnen so wichtig gewesen. Es war Heimat für meine Eltern und deshalb fiel es uns auch schwer, es zu verkaufen. Mein Vater hatte als Sudetendeutscher alles im Krieg verloren. Das Haus in Brackwede war zu seinem neuen Zuhause geworden. Vermieten kam aber nicht infrage, denn dann wäre erst einmal eine Großrenovierung notwendig gewesen, um den heutigen Standards eines Miethauses gerecht zu werden. Es war letztlich eine nüchterne Entscheidung, das Haus zu verkaufen«.

Ingo war sich schon die letzten Jahre vor dem Tod seiner Eltern klar gewesen, dass ihm und seinen Schwestern ein Kraftakt bevorstehen würde. Wie ein Stein lastete der Gedanke auf ihm, das dreistöckige Haus, vollgestellt mit Möbeln, reich an Erinnerungen, aufzulösen. Bei vielen Freunden hatte er bereits mitbekommen, wie anstrengend diese Zeit werden kann. »Es war fast schon ein Damoklesschwert, das über mir schwebte. Schon in der Zeit, als meine Eltern im Heim waren, kam mir öfter der Gedanke: O je, was mit dem Haus noch auf uns zukommt … Der Gedanke hat mich schon lange bevor meine Eltern dann wirklich aus dem Leben schieden belastet.«

Die große Doppelhaushälfte in einem Stadtteil von Bielefeld ist vollgestellt vom Keller bis zu Dach. Es ist nicht nur der Nachlass der Eltern, der sich in dem Haus in Brackwede befindet. Es beherbergt auch den Nachlass der Großeltern, die bereits 30 Jahre zuvor gestorben waren. Außerdem ist da noch die komplette Einrichtung einer Ferienwohnung, die Ingos Eltern einige Jahre zuvor aufgegeben hatten, als sie gesundheitlich schwächer wurden. Mit diesen Massen sind jetzt Ingo und seine beiden Schwestern konfrontiert. Im

Obergeschoss steht der Hausrat der Großeltern, eine Etage tiefer die Sachen der Eltern und im Keller befindet sich das Inventar der Ferienwohnung. Drei komplette Haushalte müssen aufgelöst werden. »Wenn meine Großeltern aus dem Grab auferstanden wären, hätten sie direkt zurück in ihre Wohnung in Brackwede laufen können. In der Küche hätten sie sogar noch die angebrochene Schnapsflasche im Schrank vorgefunden.« Ingo schmunzelt und berichtet weiter, dass sein Vater und seine Mutter, die beide im Krieg schwere Zeiten durchlebt hatten, sich von nichts trennen konnten. »Sie konnten schlicht nichts wegwerfen. Schließlich hätte man die Sachen vielleicht später noch brauchen können. Da waren noch maßgeschneiderte Anzüge im Schrank, die einen völlig altmodischen Schnitt hatten. Aber mein Vater konnte sie nicht in die Altkleidersammlung geben. Sie waren ja von solch guter Qualität und ihm auf den Leib geschneidert gewesen.«

Wegen der Masse an Sachen, die sich im Haus türmten, blieb den drei Geschwistern nichts anderes übrig, als einen Entrümpler zu beauftragen. Die Möbel der Eltern entsprachen nicht dem Geschmack der drei Kinder, erklärt Ingo fast entschuldigend: Eiche rustikal, gedrechselte Beine. Keiner der drei wollte sich von den großen, schweren Möbeln etwas nehmen. Es sind nur ein paar Erinnerungsstücke, für die sich jeder entscheidet. Ingo freut sich über ein großes altes Bierglas, aus dem schon sein Opa getrunken hat. Und er bekommt es auch nicht übers Herz, Papas Fernsehsessel im Haus stehen zu lassen. Es ist ein dunkelroter Cocktailsessel, dessen Polster er später neu beziehen lässt. Alte Fotoalben und das Silberbesteck der Oma packt er ebenfalls ein.

Zwei Monate nach dem Tod der Eltern hat Ingo den ersten Entrümpler einbestellt. Er soll die Menge abschätzen und einen Kostenvoranschlag machen. Beim Rundgang durch das Haus hört Ingo »Davon kriegt man nichts mehr los, da geht nichts mehr« in allen denkbaren Variationen. Er ist irritiert und auch ein bisschen verletzt über die Kommentare des Entrümplers. Auch wenn 98 Prozent der Möbel im Haus nicht unbedingt Ingos Geschmack entsprechen, weiß er doch genau, was sie seinen Eltern bedeutet haben. »Da sind meine Klappen gefallen. Ich hatte die ganze Zeit das Gefühl, ich müsste mich für die Sachen meiner Eltern entschuldigen und rechtfertigen. Natürlich habe ich diesem Entrümpler abgesagt, obwohl er mit 2100 Euro für die Haushaltsauflösung gar nicht so viel verlangte. Der Mann, dem wir dann den Auftrag gaben, war um 300 Euro teurer, aber viel sympathischer und menschlicher. Er ging mit den Sachen unserer Eltern sehr würdevoll um. Er hatte gute Kontakte, auch zu Sammlern und Antiquitätenhändlern, und er war sich sicher, vieles noch auf dem Flohmarkt verkaufen zu können. Das Gefühl ist einfach besser, wenn man weiß, die Dinge werden noch weiterverwendet. Der erste Entrümpler wollte alles auf der Müllhalde entsorgen.«

Der Schock über die Schrankwand der Eltern – *Karin*

Nach dem Tod ihrer Mutter war Karin sehr erleichtert, dass ein Nachbar sich anbot, das Haus der Eltern in Fleckeby leerzuräumen. Seit Jahren schon hatte sie ihren Lebensmittelpunkt in Süddeutschland. Wegen der großen Entfernung zwischen ihrem Elternhaus in Schleswig-Holstein und ihrem Zuhause in der Nähe von Ludwigsburg konnte sie nicht viel Zeit für das Räumen erübrigen. Davon abgesehen musste ihre Tochter in die Schule gehen. Der Nachbar der Eltern nahm ihr viel ab.

Kurz nach dem Krebstod ihrer Mutter hatte sie schon einige Dinge, die ihr wichtig waren, in einen kleinen Transporter gepackt: das Fahrrad ihrer Mutter, ihren Pelzmantel, auf den sie immer so stolz war, eine alte Kommode mit Marmoraufsatz. Sogar einen Fliederbusch aus dem Garten der Eltern grub sie aus und packte ihn mitsamt Ballen in den Wagen. »Der hat inzwischen hier im Süden Wurzeln geschlagen und gedeiht gut«, lächelt die 55-Jährige. Karin ist nachdenklich. Sie hat die Zeit des Abschieds damals als einen wichtigen Abschnitt in ihrem Leben empfunden. Sie bereut auch heute, einige Jahre später nicht, die Hilfe des Nachbarn angenommen zu haben. Eines schmerzt sie aber dennoch: die Geschichte mit dem Teakholz-Wohnzimmerschrank ihrer Eltern. Der Nachbar hatte sich mit dem neuen Besitzer des Hauses kurzgeschlossen, welche Möbel diese übernehmen wollten. Karin hatte ihm da völlig freie Hand gelassen. Als sie dann ein halbes Jahr nach dem Tod ihrer Mutter noch einmal in die alte Heimat nach Fleckeby kam, erlebte sie einen Schock: »Der örtliche Bäcker hat das Haus für seine Tochter zur Hochzeit gekauft. Sie hat es gemeinsam mit ihrem Mann dann umgebaut und ein paar Wände rausgerissen. Sie haben mich gefragt, ob ich noch einmal in das Haus will, um zu schauen, wie schön es geworden ist. Dabei haben sie gar nicht gemerkt, wie komisch ich diese Bemerkung schon finden musste, denn natürlich fand ich als Kind mein Elternhaus schön – so wie es früher war. Wir sind also hineingegangen. Das war ganz schrecklich, es war das Schrecklichste überhaupt. Die haben ein paar Sachen von meiner Mutter übernommen, so eine Schrankwand. Die hatten wir immer im Wohnzimmer als »gutes Stück«. Wir kamen in den Keller und da stand unsere gute alte Teakholz-Schrankwand. Sie hatten sie da hingestellt und wollten sie als Garten- und Schuhschrank nutzen, um ihre dreckigen Stiefel aus dem Garten dort reinzutun!« Auch Jahre später ist Karin noch entsetzt und ihre braunen Augen weiten sich hinter den Brillengläsern. Ihr fällt es schwer, darüber zu reden. Sie ringt nach Worten, wirkt in diesem Moment hilflos und traurig. »Ich bin damals schnell aus dem Haus gerannt, die Tränen standen mir in den Augen. Der Schrank, der meiner Mutter so wichtig war, wurde degradiert. Es war in dem Moment, als ob meinen Eltern und damit auch mir die Würde genommen wurde. Zum Glück haben die nicht lange in dem Haus gelebt. Es wurde ihnen schnell zu klein und fünf Jahre später erfuhr ich, dass jemand anderes darin wohnte.«

Magengrimmen am Tag X – *Marietta*

Den ganzen Morgen schon hat Marietta heftige Bauchkrämpfe. Sie ist nervös und aufgeregt. Es ist der Tag, an dem der Entrümpler im Haus ihrer Eltern seine Arbeit beginnen will. Um 16 Uhr will er anfangen, das kündigte er Marietta an. Die 40-Jährige hat sich den Tag frei genommen, um noch einmal vom Haus und den Dingen Abschied zu nehmen. Als sie die drei Stufen zum Haus hochgeht, merkt sie, wie stark ihr Herz klopft. »Ich war aufgeregt wie vor einer Prüfung an der Universität. An diesem Tag würde ich all die Dinge meiner Eltern, die noch im Haus waren, dem Entrümpler preisgeben. Bei mir schwang schon auch ein schlechtes Gewissen mit. Mein Vater hätte sicher nicht gewollt, dass jemand Wildfremdes sein Bett entsorgt. Aber es war nicht mehr anders gegangen. Ich hatte zusammen mit meinem Mann und Freunden so viele Wochenenden geräumt, Container gefüllt und noch immer war alles vollgestopft.«

Der Entrümpler ist ein sympathischer Mann, findet Marietta. Er ist etwa Anfang 50. Empfohlen wurde er ihr über die Maklerin, die das Haus verkaufen will. Als Marietta ihm bei der Begrüßung die Hand gibt, ist sie überrascht, wie schwielig und verhornt seine Handinnenflächen sind. Der Mann ist schwere körperliche Arbeit gewöhnt und wirkt mit seinem dünnen weißen T-Shirt und der abgewetzten Jeans etwas ärmlich. Bei diesem ersten Besichtigungstermin im Haus, einige Wochen bevor er mit dem Entrümpeln anfängt, zeigte er den nötigen Respekt und das Feingefühl, auf das Marietta so großen Wert legt. Sie freute sich auch, dass er manche der alten Dinge zu schätzen weiß. »Er war von einer alten schwarzen Nähmaschine meiner Großmutter zum Beispiel ganz begeistert. Ich habe da gemerkt, dass es ihm nicht nur darum geht, aus den alten Sachen noch Geld zu machen, sondern dass er auch eine echte Freude an diesen antiquarischen Stücken hat.«

Marietta und der Entrümpler wurden sich über den Auftrag einig: Der Mann sollte am 16. Juni um 16 Uhr mit der Arbeit beginnen. Binnen 14 Tagen wollte er alles mit seinen ein bis zwei Helfern ausgeräumt haben. Am 16. Juni um 16 Uhr – der Termin geht Marietta nicht aus dem Kopf. Um 14 Uhr betritt sie ihr Elternhaus. An diesem Sommertag ist das Haus der Eltern sonnendurchflutet und wirkt sehr einladend. Marietta will ganz alleine Abschied nehmen. Dazu hat sie ihren Fotoapparat mitgenommen: Sie möchte wenigstens Fotos von allen Sachen machen, wenn sie schon nicht alles behalten kann, sagt sie sich. Sie macht auf ihrem Rundgang in jedem Raum mindestens zehn Fotos: »Im Wohnzimmer habe ich eine kleine Stehlampe mit Fransen fotografiert, dann noch die goldfarbenen Kordeln des Sofas, mit denen ich als Kind immer gerne gespielt habe. Wenn man die Kordel umdrehte, sah sie aus wie der Kopf eines

Mädchens mit langen Haaren. Ich mochte diese Kordel, aber deshalb das ganze Sofa, das alt und zerschlissen war, mitzunehmen, kam nicht infrage. Die Fotos waren die richtige Lösung.« Weiter erzählt sie, dass sie besonders im Schlafzimmer ihrer Eltern ein ungutes Gefühl beschlich. Das Gefühl, ihre Eltern zu verraten, wenn sie die Möbel jetzt einem Entrümpler übergibt.

Marietta blickt aus dem Fenster des Schlafzimmers. Im Garten wird die große Birke gerade sanft von einem Windstoß erfasst. Die grünen Blätter an den dünnen Ästen scheinen ihr zuzuwinken. Das schreckliche Gefühl von eben ist verschwunden und Marietta beginnt Fotos im Schlafzimmer zu machen: von den langen Vorhängen mit den fliederfarbenen Kreisen. Es ist ein typisches Muster der 1970er Jahre und hat heute schon fast Kultcharakter, findet sie. Ihre Mutter hatte Lila sehr gemocht und das ganze Schlafzimmer in dieser Farbe gestaltet. »Nach zwei Stunden hatte ich alle Fotos gemacht und fühlte mich ganz gut. Ich konnte das jetzt alles zurücklassen. Die Fotos haben mir dabei sehr geholfen. Ich muss zugeben, dass ich die Bilder in den Monaten danach erst ein einziges Mal angesehen habe. Es gibt mir ein Gefühl der Sicherheit, zu wissen, dass sie auf dem Computer gespeichert sind.«

Aus Sicht des Psychologen Der Entrümpler

Entrümpeln heißt, sich von den Gegenständen zu trennen. Sind das aber wirklich nur Dinge? Also leblose Materie ohne Seele und Eigenleben? Natürlich haben Gegenstände keine Seele. Aber dennoch handelt es sich um mehr als nur um einen leblosen Schrank oder Stuhl.

Es ist zutiefst menschlich, dass wir oft mit Gegenständen umgehen, als besäßen sie eine Persönlichkeit oder wären sogar lebendig. Vielleicht können Sie sich noch daran erinnern, wie Sie mit Puppen, dem Teddy oder kleinen Autos gespielt haben. Wir haben mit den eigentlich leblosen Dingen gespielt, als wären sie lebendig. Auch anderen Gegenständen haben wir »Leben« eingehaucht. Der Stuhl, an dem wir uns den Fuß gestoßen haben, wird dann zum »bösen« Stuhl. Dieses Verhalten zeigen Kinder im Vorschulalter. Es ist entwicklungspsychologisch wichtig, dass wir diese Fähigkeit haben. So versuchen wir als Kind, schnell die komplexe Welt zu verstehen, indem wir unbewusst »Etiketten« verteilen. Die Keksdose ist dann »gut«, der Schreibtisch, an den niemand darf, »verboten und geheim«, das Sofa, auf dem gekuschelt wurde, »warm und gemütlich« und die Kuscheldecke steht für »Sicherheit und Geborgenheit«.

Wenn wir unser Elternhaus entrümpeln müssen, merken wir, dass an den Gegenständen von damals noch immer viele dieser Etiketten kleben. Bewusst wird uns dies auf eine unangenehme und erschreckende Weise, wenn wir beobachten, wie der Entrümpler die Sachen bewertet. Für ihn haben die Gegenstände keine Etiketten. Für ihn ist das Sofa (»warm und gemütlich«) einfach nur ein Sofa. Er interessiert sich für den eventuellen Verkaufswert und entscheidet danach, ob er es veräußert oder auf den Müll wirft. In diesen Situationen haben wir den Drang, dem Entrümpler noch einmal zu erklären, wie wertvoll das alles doch sei und dass er die Sachen bitte mit Respekt behandeln möge. Dass dies natürlich ein fast hoffnungsloses Unterfangen ist, bemerken wir meist schnell an der Reaktion des Entrümplers.

Ingo, Karin und Marietta haben deshalb Wert darauf gelegt, dass der Entrümpler ihnen sympathisch ist oder sie ihn persönlich kennen. Alle drei wollten darauf vertrauen können, dass die Gegenstände in guten Händen sind. Er sollte wissen, dass auf seiner »Ware« noch Etiketten kleben, und ihr deshalb bei der Sichtung mit dem nötigen Respekt begegnen.

Für uns alle sind die Möbel der Eltern reich an Erinnerungen. Genau das bereitet uns oft Schwierigkeiten. Können wir uns erinnern, auch wenn die Möbel weg sind? Oder laufen wir dann Gefahr, dass die Erinnerung verblasst und wir vergessen könnten? Das ist meist die größte Angst. Dass wir das, was uns einmal wichtig gewesen ist, vergessen könnten und dann dem Wert nicht mehr gerecht werden. Verhalte ich mich respektlos, wenn ich das Sofa, das meinen Eltern wichtig war, nun wegwerfe?

Wir Menschen verhalten uns hierbei sehr unterschiedlich. Es gibt solche, die damit gut umgehen können, dass Gegenstände einfach »weg« sind. Andere brauchen genau diese Dinge als Anker, um sich erinnern zu können. Da wir häufig vorher noch nicht wissen, wie leicht oder schwer es uns fällt, erscheint es mir wichtig, bei diesem Prozess des Loslassens sehr achtsam zu sein. Und es kann helfen, bei der Sichtung der Gegenstände zwei Kategorien zu bilden:

1. Gegenstände, die gleich weg können, weil keine Etiketten an ihnen haften.
2. Dinge, an denen noch etwas »klebt«.

Um dem Entrümpler Gegenstände überlassen zu können, an denen noch etwas »klebt«, müssen die Etiketten herunter. Der Schrank, der Stuhl, das Sofa können dem Entrümpler quasi »gereinigt« übergeben werden. Doch wie schafft man es, diese »emotionalen Aufkleber« zu lösen? Marietta hat es geschafft, indem sie von den Gegenständen noch einmal Abschied genommen hat. Dadurch konnte sie sich frei machen. Geholfen hat ihr dabei auch, dass sie Möbel, Tapeten, Stoffe und Teppiche im Haus ihrer Eltern fotografierte. Die Fotos geben ihr die Sicherheit, sich später auch an Bestimmtes zu erinnern. Mit den Bildern können wir bestimmte Gefühle wieder aktualisieren, beispielsweise indem wir beim Sofa das Etikett »warm und gemütlich« aufrufen.

Wenn es uns schließlich gelungen ist, uns innerlich von den Gegenständen zu lösen, brauchen wir meist noch eine logische Begründung, die es uns erleichtert, sie herzugeben. Oft steht uns der Gedanke im Weg, dass wir die Sachen der Eltern doch nicht einfach wegschmeißen können. Bei Ingos Familie hatte dies dazu geführt, dass noch der gesamte Hausrat der Großeltern aufbewahrt wurde. Lassen Sie uns dazu ein kleines Gedankenexperiment machen! Stellen Sie sich eine fiktive Familie vor: Frau und Mann, zwei Kinder. Vom Mann und der Frau sterben die Eltern. Ein Großteil der Möbel, also von vier Personen, wird übernommen. Wenn die Frau und der Mann nun ebenfalls sterben und die Kinder wiederum einen Großteil der Möbel behalten, dann müssen die Kinder der Kinder bald ein komplettes Haus anmieten, das als Lager fungiert. Sie sehen, dass es rein praktisch nicht möglich ist, alles aufzubewahren, selbst wenn Erinnerungen daran hängen. Der Kreislauf des Aufhebens muss irgendwann unterbrochen werden.

Wenn der Entrümpler kommt, können wir ihn als »brutalen« Menschen sehen, der respektlos die Möbel unserer Eltern verschachert oder auf den Müll wirft. Wir können ihn aber auch als einen Helfer betrachten, der uns zwingt, vor der Entrümpelung alle Etiketten zu entfernen. Damit wird der Entrümpler auch zu einer Art »Erinnerungsmanager«.

Kapitel 9: Loslassen als Befreiung

Meine Freundin Anna ist 45 und Softwareberaterin in einem großen Unternehmen. Sie leitete viele Projekte im Ausland, musste oft monatelang in Hotels leben und lange Arbeitszeiten in Kauf nehmen. Anna will jetzt in einem Sabbat-Jahr das tun, was sie schon immer einmal machen wollte und sich darüber klar werden, was sie im Leben noch erreichen will. Kürzlich telefonierten wir zum ersten Mal seit Beginn ihrer Auszeit miteinander und ich fragte Anna, wie sich diese freie Zeit für sie anfühlt. Daraufhin antwortete sie lachend: »Du glaubst es nicht. Ich muss erst einmal ausmisten. 6 Kisten Bücher habe ich schon aussortiert. Drei Wäschekörbe mit Kleidern stehen bereit für die Altkleidersammlung. Und vier windschiefe, völlig verrostete Balkonstühle kommen auf den Sperrmüll. Dann will ich noch den Keller entrümpeln.« Ich war beeindruckt und auch überrascht. Meine Freundin ist sehr reiselustig und ich hatte erwartet, dass sie schon einen Flug nach Südamerika oder Australien gebucht hätte. Anna hingegen erklärte mit ernsthafter Stimme, dass sie als Erstes aufräumen müsse. Erst wenn das erledigt sei, könne sie etwas Neues beginnen in ihrem Leben. Aufräumen, um Platz für Neues zu schaffen! Was Anna macht, ist gesund für die Seele. Sie räumt das weg, was sie nicht mehr braucht: den Krempel, das Gerümpel, also Sachen, die keine Verwendung mehr haben. Damit reinigt sie ihre Seele und ihre Umgebung und schafft neuen Freiraum.

Nach dem Tod der Eltern haben deren Dinge natürlich einen anderen Stellenwert als Annas ausgemusterte Bücher. Sie können Erinnerungen wecken, wie ich es im Kapitel »Reise in die Kindheit« beschrieben habe, oder sie können einem die Lebensgeschichte der eigenen Eltern besser begreifbar machen, wie im Kapitel »Spurensuche« deutlich wurde. Sie haben häufig eine große persönliche Bedeutung für Hinterbliebene. Aber irgendwann kann auch das Loslassen dieser Dinge eine befreiende Wirkung auf uns haben. Wenn wir unsere Eltern geliebt haben, können wir vielleicht lernen, sie im Herzen zu bewahren und in einen inneren Dialog mit ihnen zu treten. Ihr Besitz spielt dann irgendwann vielleicht keine so große Rolle mehr.

Ich habe zum Beispiel oft das Gefühl, dass meine verstorbenen Eltern über mich wachen wie zwei Schutzengel. Sie sind in eine andere Welt übergegangen und für mich zwar nicht mehr mit den Augen sichtbar, aber mit dem Herzen. Deshalb hat der Trauerspruch, der auf vielen Blumenkränzen bei Beerdigungen steht: »Du wirst in unseren Herzen weiterleben« eine neue Bedeutung für mich gewonnen. Früher fand ich diesen Satz eher ein bisschen kitschig. Jetzt verstehe ich seinen tieferen Sinn.

Irgendwann im Prozess des Auflösens der elterlichen Wohnung kommt die Erkenntnis, dass die Dinge von Vater und Mutter sie nicht wieder lebendig machen.

Viele Betroffene berichten, dass sie am Anfang des Räumprozesses sehr schwer loslassen konnten, alles festhalten wollten. Kaputte Dinge zu entsorgen fällt zwar leicht, schwer wird es dagegen bei den persönlichen Dingen der Eltern, wie wir nun schon an vielen Beispielen gesehen haben. Hier braucht es Zeit, um die richtige Herangehensweise zu wählen. Vom Großen ins Kleine ist für viele die beste Methode. Zunächst packen sie alles in eine große Kiste. Nach ein paar Wochen sichten sie diese noch einmal und können sich erneut von Dingen trennen, die sie dann in eine kleinere Schachtel packen und so weiter.

Kurz bevor der Entrümpler in das Haus meiner Eltern kam, fand ich im Eingangsbereich unseres Elternhauses zwischen Umzugskisten etwas Interessantes. Meine Schwestern hatten am Abend zuvor noch einiges durchgeschaut und waren schließlich zu einem Ende gekommen. So war ich sicher, dass sich dort nichts von echtem oder ideellem Wert befinden würde. Dennoch entdeckte ich in einer der Umzugskisten, die der Entrümpler mitnehmen sollte, eine schwarze Holzschatulle in der Größe einer Schuhschachtel. Die Kiste rührte mich sofort an. Als ich sie öffnete, fand ich darin Puppengeschirr, das meiner Mutter gehört hatte. Ich war entsetzt: »Beinahe hätten wir diese Kiste mit den hübschen kleinen Tässchen dem Entrümpler überlassen und dann wäre sie unwiederbringlich weg gewesen.« Schnell packte ich sie ein und nahm mir vor, meine Schwestern zu fragen, warum sie die Kiste aussortiert hatten. Jetzt steht sie in meinem Bücherregal und ich erfreue mich an ihr. – Aber was wäre passiert, wenn ich sie nicht entdeckt hätte? Nichts, denn ich hätte sie gar nicht erst vermisst. Ich wusste ja nicht einmal, dass sie existierte. Meine Schwestern hatten sie übrigens zwischen all dem Gerümpel, den Kisten und Tüten einfach übersehen, beichteten sie mir später.

Es braucht viel Zeit, oft mehrere Jahre, um wirklich loslassen zu können. Ein Bekannter erzählte mir vor Kurzem von seinen alten Kisten. Seine Mutter war vor elf Jahren gestorben, der Vater bereits vor 13 Jahren. Beim Auflösen des Elternhauses fand er Dinge, von denen er sich zunächst nicht trennen konnte. Er sortierte sie in vier große Umzugskisten: Bücher, Schallplatten, Briefmarkenalben, kleine

Döschen und Postkarten. Erst kürzlich hat er seinen Keller aufgeräumt und fand die Kisten. Bis auf zwei kleine Döschen seiner Mutter konnte er sich von den Sachen trennen. Das meiste kam auf den Müll, die alten Bücher und Schallplatten gingen an einen Flohmarktladen in der Nachbarstadt.

Dinge aus dem Elternhaus vermitteln zunächst ein Gefühl von Sicherheit. Sie gehören zu einer Ordnung, die wir als Kinder kannten. Aus diesem Grund fällt es auch so schwer, sie loszulassen. Man könnte es ja bereuen. Aber alte Dinge halten uns auch in der Vergangenheit fest. Deshalb ist das Auflösen des Elternhauses ein so wichtiger Prozess. Mit den Dingen räumt man gleichzeitig auch die Vergangenheit auf, betrachtet Erlebtes noch einmal neu, sortiert es ein oder auch aus. Das Auflösen des Elternhauses ist eine Chance, emotional Platz für Neues im Leben zu schaffen.

Endlich die Vergangenheit abschließen – *Claus*

Claus ist ein Mensch, der gerne nach vorne schaut. Er ist optimistisch und hat immer eine Lösung parat. Er verstand seine Schwester nur bedingt, als sie das gemeinsame Elternhaus nach dem Tod der Mutter lange nicht verkaufen wollte. Sie erinnern sich: Mehrere Jahre wurde das Gebäude in dem kleinen schwäbischen Städtchen vermietet, weil seine Schwester sich noch nicht davon lösen konnte.

Auch das Ausräumen hätte für Claus zügiger über die Bühne gehen können. Wenn es alleine nach ihm gegangen wäre, hätten sie gleich nach der Beerdigung ausmisten können. Dagegen sträubte sich aber seine Schwester Beate.

Nach sechs Monaten begannen sie gemeinsam zu entrümpeln. Claus viel es nicht schwer, Dinge wegzuwerfen. In dem kleinen Haus waren nur alte Sachen, erklärt er mir. Nichts sei von Wert gewesen. Für seine Schwester wiederum war es extrem schwierig, die alten Sachen loszulassen. Sie konnte sich nur schweren Herzens von dem Hausrat der Eltern trennen. Noch immer ist der 45-Jährige verwundert, dass sie sogar das alte Sofa der Eltern mitgenommen hat. Er nennt es ein »abgewetztes, durchgesessenes Ding«, aber Beate wollte es behalten. Claus dagegen nahm nur einen Fotoapparat aus seinem Elternhaus mit: eine Kodak in einem Lederetui. Mit diesem Apparat waren früher immer die Familienbilder geschossen wurden, Fotos von den seltenen Sonntagsausflügen der Familie in den Zoo oder auf eine Ritterburg.

Anders als seine Schwester wollte Claus schnell das Elternhaus abstoßen, einen Schlussstrich unter die Vergangenheit ziehen. Das Verhältnis zu seinem Vater war sehr schwierig gewesen. »Ich wollte einfach eine Tür zuziehen. Meine Kindheit war nicht schön gewesen. Der Vater war sehr streitsüchtig und hat immer ausgeteilt. Meine Mutter war der ruhende Pol. Sie hatte immer versucht auszugleichen und musste dabei auch viel einstecken.« Schon im Alter von acht Jahren musste Claus in der Landwirtschaft der Eltern mithelfen. Zwar war der Vater nur »Nebenerwerbsbauer«, aber es gab immer viel zu tun. Dabei war es nie die Frage, ob Claus Lust hatte, auf dem Feld mitzuarbeiten. Es war schlicht selbstverständlich. Der herrische Vater duldete keine Widerrede. »Wir hatten ein paar Kühe und einige Felder zu bewirtschaften. Es war gang und gäbe, dass man nach der Schule, wenn die Hausaufgaben gemacht waren, auf den Acker ging und mit anpackte. Als Kleinkind war das noch interessant und spannend – mit dem Traktor und so. Aber als Jugendlicher und junger Erwachsener war das nicht mehr so schön.«

Fünf Jahre lang war das kleine Elternhaus, in dem zuletzt die Mutter alleine wohnte, vermietet. Erst danach willigte Claus' Schwester ein, das Haus zu verkaufen. Claus ist unsagbar erleichtert. Mit dem Haus kann er auch endlich die Vergangenheit hinter sich lassen. Bald steht der Notartermin an: »Endlich ist alles weg. Es kommt zum Abschluss.«

Ausmisten als Reinigung für die Seele – *Sigrid*

Sigrid spricht gerne über ihr Elternhaus und das Ausräumen. Es sprudelt nur so aus ihr heraus, wenn sie über die letzten Monate spricht. Ja, es scheint, als ob sie froh wäre, endlich einmal mit jemandem darüber reden zu können. Die 48-jährige Theologin nimmt diesen Prozess des Loslösens sehr ernst. Sie macht sich viele Gedanken. Durch ihre frühere Arbeit als Pfarrerin – inzwischen ist sie Religionslehrerin an einem Gymnasium – kennt sie tiefgehende Seelsorgearbeit. Sie ist vertraut mit Prozessen des Trauerns und des Loslassens. Trotzdem erlebt sie es bei sich ganz neu, steht selbst vor vielen neuen Fragen. Sigrid ist sich dessen bewusst, wie sehr »Gerümpel« einen belasten kann. Wie wir im Kapitel »Überwindung« gesehen haben, brauchte sie mehr als ein Jahr, um endlich mit dem Ausräumen zu beginnen. Sie entschied sich, das Elternhaus nicht zu verkaufen, sondern teilweise auszuräumen, damit ihr Sohn dort wohnen konnte. Inzwischen hat Felix, der in der benachbarten Universitätsstadt studiert, mit seinem Freund eine Wohngemeinschaft in dem Haus gegründet. Das Erdgeschoss mit den vier Räumen ist ganz anders eingerichtet als zu Lebzeiten seiner Großeltern. Etwas Neues ist entstanden. »Anfangs war das komisch für mich, dass Felix jetzt seine Studentenbude dort hat, wo früher die gute Stube meiner Eltern war. Inzwischen ist es völlig normal. Ich finde auch gut, dass er sich mit seinem Freund in der WG dort so wohlfühlt. Es tut gut, zu sehen, dass das Haus einen neuen Zweck erfüllt, wieder Sinn macht. Das Alte wurde entsorgt, um auch Platz für Neues zu schaffen.«

Das Ausräumen des Schlaf- und Wohnzimmers war allerdings ein Kraftakt gewesen. Sigrid seufzt, als sie mir erzählt, wie schwer es ihr fiel, die Dinge zu entsorgen: »Das Haus war ja total vollgestopft. Meine Eltern konnten nichts wegwerfen. Vieles entsprach auch wirklich nicht meinem Geschmack. Die Möbel im Wohnzimmer waren sehr dunkel, Eiche rustikal. Trotzdem fiel es mir schwer. Jedes Möbelstück erzählt seine eigene Geschichte. Da kann man sie nicht einfach kurzerhand wegtun. Mein Bruder erlebte das anders. Er wollte nichts mehr aus dem Haus haben, überließ alles mir. Er verstand auch nicht, dass ich nicht alles in einen Container werfen konnte.« Als sie es dann tatsächlich schafft, den schweren Schreibtisch des Vaters wegzuschaffen, ist sie stolz. Nach zwei, drei Räumwochenenden gemeinsam mit ihrem Sohn ist das Erdgeschoss freigeräumt. Dieses Ausmisten wirkt auf Sigrid befreiend. Die Theologin spricht sogar von einer »Katharsis«, einer inneren Reinigung. Als sie dann noch den Speicher ausräumen, entdeckt Sigrid eine Kiste mit ihren ersten Kinderschuhen. Sie ist sehr gerührt. Jedes einzelne Paar packt sie aus und streichelt fast zärtlich über die eine oder andere Schuhspitze. Schließlich stellt sie Paar für Paar auf eine kleine Gartenmauer vor dem Haus: schwarze Lackschuhe neben weißen Turnschuhen, blaue Ballerinas und rote Sandalen mit violetten Schnallen. Es ist fast schon ein meditatives Vorgehen, dem sich Sigrid hingibt. Sie macht drei Fotos von den Schuhen und ihr wird es leichter ums Herz. Danach packt sie die Schuhe in Tüten und wirft sie in die Altkleidersammlung.

»Das war mein Abschiedsritual«, erklärt sie mit fester Stimme.

Der Geist der Eltern ist weg – *Ingo*

Die Räume des Hauses sind leer. Ingos Schritte hallen im Treppenhaus. Der Entrümpler hat alles abtransportiert, was seinen Eltern gehörte. Die Reste ihres Lebens sind weg. Ingo hatte keine Ahnung, wie er es empfinden würde, das Elternhaus plötzlich ganz leer zu sehen. Ein bisschen beklommen fühlte er sich vor dem ersten Besuch im leeren Haus, doch jetzt ist er fast ein bisschen überrascht, wie befreiend es auf ihn wirkt. »Ich fühle mich viel besser jetzt, wo es leer ist. Der »Geist« der Eltern ist raus. »Leer« macht es mir viel weniger aus, durch die Zimmer zu gehen. Mit den Möbeln sah es noch so bewohnt aus, wie wenn meine Mutter gleich um die Ecke biegen würde. Da war es noch schwieriger für mich, das Haus zu betreten. Vor allem war es auch schwierig, diesen Berg zu sehen.« Ingo ist froh, dass der Hausstand aufgelöst ist. Die letzten zwei Jahre, als seine hochbetagten Eltern im Pflegeheim waren, empfand der Zeitungsredakteur als sehr anstrengend. Nach dem Dienst in der Redaktion musste er häufig noch an den Stadtrand von Bielefeld fahren, um nach dem Haus zu sehen, den Briefkasten zu leeren, im Herbst das Laub wegzukehren oder im Sommer den Rasen zu mähen. Im Winter fuhr er häufig früh morgens vor der Redaktionssitzung zum Haus der Eltern, um Schnee zu räumen. Zwar konnte er sich wochenweise mit der einen Schwester, die auch in Bielefeld lebt, abwechseln, doch neben dem Berufsalltag war diese Verpflichtung dennoch belastend. Dazu kam die Sorge um die beiden gebrechlichen Eltern im Pflegeheim, die er mindestens einmal die Woche besuchte. Nach dieser körperlich und emotional aufreibenden Zeit ist Ingo jetzt erleichtert, dass der elterliche Haushalt aufgelöst ist und das Haus verkauft wird. Er freut sich, jetzt wieder mehr Zeit zu haben.

Aus Sicht des Psychologen

Loslassen als Befreiung

Loslassen kann befreiend sein. Wenn wir loslassen, verändern wir vieles. Wenn wir Dinge verändern, dann verlieren wir aber auch immer etwas. Und das ist es, was uns schwerfällt. Wir konzentrieren uns in dem Augenblick darauf, was wir verlieren, und sehen nicht, dass wir dazugewinnen.

Vielleicht kennen Sie das: Sie haben einen wunderschönen Urlaub verbracht, schöne Landschaften erkundet, neue interessante Menschen kennengelernt. Sie haben sich sehr wohlgefühlt. Für eine kurze Zeit haben Sie ein ganz anderes Leben gelebt als zu Hause. Dann kommt der Tag der Abreise. Sie müssen Abschied nehmen von den Menschen, die Sie kennengelernt haben. Sie werden die Eindrücke und die Landschaft so bald nicht mehr erleben. Sie müssen loslassen. Vielen Menschen fällt dieser Moment sehr schwer. Sie haben das Gefühl, dass sie etwas verlieren werden, sobald sie diesen Ort verlassen. Und sie haben Recht. Wir verlieren etwas. Vieles werden wir nicht mehr sehen, wir werden vieles nicht mehr in der Art und Weise erleben. So wie wir uns im Urlaub gefühlt haben, werden wir uns zu Hause nicht mehr fühlen. In solchen Momenten lenken wir meist unsere ganze Aufmerksamkeit auf das, was wir verlieren. Und wenn wir etwas verlieren, dann empfinden wir Trauer. Diese Emotion soll uns helfen, uns mit dem, was wir verloren haben, auseinanderzusetzen und loszulassen. Wenn wir uns aber nur auf den Verlust konzentrieren, dann verstärken wir den Moment der Trauer und machen es uns noch schwerer, loszulassen. In solchen Momenten kann es sinnvoll sein, unsere Wahrnehmung auf anderes zu lenken.

Wir Menschen sind in der Lage, auf unsere Gefühle und Gedanken Einfluss zu nehmen. Oft erleben wir uns als fremdbestimmt oder als Opfer der Ereignisse. Dabei vergessen wir meist, dass wir es sind, die unser Verhalten steuern. Das bedeutet auch, dass wir in der Lage sind, neue Emotionen zu erzeugen oder bestehende umzudeuten. Das kann zum Beispiel gelingen, wenn wir neben der Betrachtung des Verlustes uns auch überlegen, welche guten Seiten eine Veränderung haben kann. Wir könnten uns – um beim Beispiel zu bleiben – auf die Menschen freuen, die zu Hause auf uns warten. Wir könnten uns darauf freuen, den nächsten Urlaub zu planen, der noch schöner werden soll. Wenn wir unsere Wahrnehmung auf etwas Positives lenken, dann entsteht automatisch auch das Gefühl der Freude. Und Freude lässt uns die Trauer besser aushalten.

Menschen unterscheiden sich darin, wie sehr sie sich auf negative Aspekte oder auf positive konzentrieren. Wenn ein Glas zu Bruch geht, dann wird es solche geben, die sich dafür die Schuld geben und sich ärgern, dass sie nun ein Glas weniger haben. Und es wird solche geben, die das als Chance sehen, sich neue Gläser zu kaufen. Diese Eigenschaft ist Teil unserer Persönlichkeit. Es hilft, zu wissen, zu welchem Typ Mensch man gehört.

Beobachten Sie sich einmal, wie Sie mit bestimmten Situationen umgehen. Wenn ein Freund zu spät zur Verabredung kommt, denken Sie dann eher, dass er Sie nicht ernst nimmt oder dass er wohl gerade im Stau steht? Wenn Ihr Vorgesetzter Sie sprechen möchte, denken Sie dann eher, dass er Sie kritisieren möchte oder Ihnen etwas Angenehmes sagen wird? Beide Arten zu denken sind gleichwertig. Es gibt kein besser oder schlechter. Wir sollten es nur wissen, damit wir nicht in die Falle treten, Dinge zu optimistisch oder zu pessimistisch zu betrachten. In beiden Fällen sollten wir wachsam gegensteuern können, um Veränderungen nicht zu einseitig wahrzunehmen.

Für Claus war es wichtig, schnell mit seinem Elternhaus abzuschließen. Er lenkte seine Wahrnehmung darauf, die negative Erinnerungen an den Vater schnell loszuwerden, indem er den Haushalt zügig auflöste. Abschied vom Haus bedeutete für ihn auch Abschied von einer Zeit, die nicht immer schön war. In diesem Fall war das Loslassen leichter, da der Gewinn höher war als der Verlust von Möbeln und Haus. Für Ingo bedeutete Loslassen, wieder sein eigenes Leben zu haben. Die Verantwortung für das Haus war für ihn auch belastend. Mit dem letzten Schritt, sich von allem zu trennen, konnte er einen neuen Weg einschlagen. Sigrid hat das Thema Loslassen anders für sich gelöst. Loslassen heißt nicht immer, sich trennen zu müssen. Es kann auch ein Abschied von alten Gewohnheiten sein. Sigrid nahm Abschied davon, dass das Elternhaus die alte Funktion erfüllte, Platz für die Familie, für ihre Eltern, war. Nun lebt dort der Sohn mit einem Freund in einer Wohngemeinschaft. Sigrid freut sich, dass das Haus einen neuen Zweck erfüllt.

Trauer über den Verlust und Freude über das Neue haben alle drei Personen gemeinsam. Sie waren in der Lage, ihre Wahrnehmung auf mehrere Aspekte zu lenken. Manchmal gelingt es uns automatisch, die positiven und negativen Aspekte zu sehen. Wenn wir beispielsweise unser altes Auto verkaufen, dann freuen wir uns möglicherweise auch über die moderneren Funktionen des neuen Autos. Es gibt aber viele Situationen, in denen wir nicht automatisch so denken. In solchen Momenten kann es sinnvoll sein, diesen Prozess bewusst zu steuern und die Kontrolle zu übernehmen. Bewährt hat sich hierbei, die Dinge aufzuschreiben. Es erleichtert uns die Wahrnehmungslenkung, wenn wir alle Aspekte auf einem Blatt überschauen können. In einer Liste können wir festhalten, warum es uns schwerfällt, uns von einem Gegenstand oder Ort zu trennen. Danach zeigen positive Aspekte die Chancen des Loslassens auf. Wenn sich keine klare Haltung abzeichnet, können wir auch unsere Gefühle befragen.

Schließen Sie die Augen und stellen Sie sich beispielsweise vor, dass Sie einen Schrank der Eltern weggeworfen hätten. Bleiben sie ein wenig in dieser Vorstellung und prüfen Sie, welches Gefühl sich dabei einstellt. Dann machen Sie dasselbe mit der Vorstellung, dass Sie den Schrank behalten. Prüfen Sie anschließend, bei welcher Fantasie Sie sich wohler gefühlt haben. Lassen Sie sich auch hier viel Zeit! Geben Sie ihren Gefühlen die Chance, sich darauf einzustellen. Je stimmiger sich für uns eine Entscheidung anfühlt, umso leichter können wir loslassen und den Verlust akzeptieren. Wichtiger ist dabei nicht mehr der Verlust, sondern der neue Raum, der entsteht. Was mache ich nun mit dem neuen Lebensabschnitt? Was mache ich mit der leeren Wohnung? Was mache ich mit der vielen neuen Zeit? Gestalten Sie diesen neuen Raum!

Kapitel 10: Gibt es den endgültigen Abschied?

An Nikolaus ging ich das allerletzte Mal in mein Elternhaus. Es war ein klirrend kalter Tag mit viel Sonnenschein, einer dieser Wintertage, an denen die Kälte in der Luft alles ein Stück deutlicher und klarer aussehen lässt. Das Reihenhaus meiner Eltern mit seinem leuchtend weißen Rauputz wirkte einladend. Sogar die Efeuranken über der Eingangstür erschienen mir grüner als sonst. Das Haus, das mir zwar architektonisch nie besonders gefallen hatte, zeigte sich an diesem schönen Tag von seiner besten Seite.

Drinnen warteten die Maklerin und die neuen Besitzer auf die Schlüsselübergabe. Das war mein Job, da meine Schwestern mindestens zwei Stunden entfernt wohnten. Am Morgen hatte ich noch eilig sämtliche Schlüssel zusammengesucht. Die Form des Hausschlüssels mit seinen ausgeprägten Bartzacken war mir so vertraut, jetzt sollte ich ihn für immer abgeben. Der Schlüssel für mein Elternhaus – der Zugang zum Reich meiner Kindheit, zum Ort unserer Familientreffen, zur Geborgenheit, zur Sicherheit. Die junge Maklerin begrüßte mich höflich und stöckelte auf ihren schwarzen Pumps auf mich zu. Sie nahm die Schlüssel entgegen, zählte sie ab und protokollierte deren Anzahl. Anschließend überreichte sie mir im Namen der Bank eine Flasche Sekt für den erfolgreichen Verkaufsabschluss: zum Feiern mit meinen Schwestern, sagte sie lächelnd. Das Wort »feiern« schien mir unangebracht. Natürlich war ein Geschäft zustande gekommen, aber zum Feiern war mir nicht zumute. Ich machte wohl ein entsprechendes Gesicht, woraufhin alle verlegen zur Seite schauten. Nach einem Moment des Schweigens fragte ich, ob ich noch einen letzten Rundgang durch das Haus machen könne. Die neue Besitzerin, eine sympathische, dunkelhaarige Frau Mitte 40, willigte sofort ein. Überall waren schon die Tapeten entfernt worden. Im Obergeschoss war der alte braune Teppich im Flur und den Kinderzimmern bereits herausgerissen. Benommen ging ich in mein früheres Zimmer, in dem die Wände schon kahl waren. Die neue Besitzerin erzählte von ihrem 10-jährigen Sohn, der die Tapete zusammen mit seinem Freund abgerissen hätte. Mit Musik aus dem Radio hatten sie in meinem früheren Kinderzimmer einen riesigen Spaß dabei gehabt! Die Vorstellung wirkte tröstlich auf mich. Auch meine Mutter hätte es gefreut zu wissen, dass in unserem Haus wieder Kinder leben, schießt es mir durch den Kopf und ich bin froh, die Veränderung im Haus noch gesehen zu haben.

Mit der Schlüsselübergabe kam der Prozess des Räumens und Auflösens zum Abschluss. Es war an der Zeit, vom Haus Abschied zu nehmen. Doch was ist das für ein Abschied? In »Abschied« steckt neben »Trennung« und »Entlassung« auch ein »Aufbruch«. So war es auch bei mir. Die neuen Hausbesitzer zeigten mir, dass meine alte Heimat für sie ein neuer Anfang war. Ich ließ das Vergangene zurück, sie dagegen brachen auf zu etwas Neuem, ihrer Zukunft im neuen Haus. Der Kreis konnte sich für mich in diesem Moment schließen.

Aber gibt es überhaupt den »endgültigen« Abschied vom Elternhaus? Für die meisten ist das nicht der Fall. Der harte Schnitt findet nicht statt, denn das Elternhaus lebt in Erinnerungen weiter. Es beschäftigt einen auch noch lange Zeit später. Viele meiner Gesprächspartner berichten, dass sie sich sogar Jahre nach dem Verkauf bei Freunden und Verwandten erkundigen, wer jetzt im Haus oder in der Wohnung lebt. Sie sind neugierig, was mit den alten Obstbäumen geschehen ist, ob es die Hecke noch gibt oder das Gemüsebeet noch genutzt wird.

Aufbruch und Befreiung – *Karin*

Für Karin ist mit dem Verkauf des Elternhauses ein Lebensabschnitt zu Ende gegangen. Gleichzeitig bedeutete diese Zeit für sie ein Neubeginn: Nach den Jahren der Sorge um die kranke Mutter konnte sie wieder richtig durchatmen. Der Tod der geliebten Mutter kam auch einer Befreiung gleich. Die Mutter wurde von ihren chronischen Schmerzen befreit und Karin war frei von den quälenden Gedanken an ihre Mutter. Die dauernde Sorge um sie, die 900 Kilometer entfernt wohnte, hatte Karins Leben beherrscht. Geht es ihr auch gut? Hoffentlich ist sie nicht gestürzt, alleine in ihrem Haus! Als Einzelkind war sie nach dem Tod des Vaters alleine für die Mutter verantwortlich. Und so sehr sie ihre Mutter auch geliebt hatte, die Jahre ihrer Krebskrankheit waren extrem belastend gewesen. Deshalb umschreibt Karin auch das Auflösen ihres Elternhauses mit der Farbe Grün. Es war eine Zeit des Aufbruchs: »Meine Mutter starb im Mai. Es war Frühling. Alles wurde grün. Neues Leben entstand.«

Auch Jahre nach diesem Frühling des Aufbruchs fühlt sich die 55-Jährige eng mit ihrer alten Heimat Fleckeby an der Schlei verbunden. Wenn sie Urlaub in Norddeutschland macht, fährt sie selbstverständlich bei ihrem Elternhaus vorbei. Sie will wissen, ob es noch wie früher ist oder ob sich etwas verändert hat. Wenn sie ein Jahr nicht kommen kann, halten Freunde ihrer Mutter sie auf dem Laufenden. Sie ist froh, dass nicht mehr die Tochter des Bäckers darin wohnt: Die Frau, die die Schrankwand der Mutter zum Aufbewahrungsort für dreckige Gartengaloschen und matschige Gummistiefel degradiert hatte. Bei ihrem letzten Besuch in Fleckeby erfährt Karin, dass das Haus neue Besitzer hat: »Jetzt ist da eine junge Familie mit Kindern drin. Eine Schaukel steht im Garten. Da ist jetzt wieder neues Leben. Das finde ich schön. Wenn ich dort vorbeifahre, stehen da Kinderfahrräder – das macht mich richtig froh.« Dass Neues im Alten entsteht, gibt Karin ein gutes Gefühl.

Trauer über den alten Apfelbaum – *Joachim*

Wenn Joachim nach Reutlingen kommt, fährt er gerne bei seinem Elternhaus vorbei, obwohl er es schon vor Jahren verkauft hat. Er parkt sein Auto in einer Nebenstraße, steigt kurz aus, läuft den Gehweg entlang und schaut vorsichtig über den Gartenzaun. Auch an einem Sonntag im Juni fährt er mit seiner Familie in die Nähe von Reutlingen, zum Gartengrundstück seiner Eltern, dem sogenannten »Gütle«. Das hatte er damals behalten als einen Teil des Erbes, das weiterlebt. Nachdem sie auf der Wiese gegrillt haben, fahren sie noch an seinem früheren Elternhaus vorbei und machen dort kurz halt. Die drei Kinder springen aus dem Auto, rennen über den Gehweg, stützen ihre Ellbogen auf den Gartenzaun. Joachim folgt langsam mit seiner Frau. Er merkt sofort, dass etwas nicht stimmt: Der große Apfelbaum seiner Mutter ist weg. Die neuen Besitzer haben ihn gefällt. Ein dunkler Baumstumpf ist noch in der Wiese zu erkennen.

Brennnesseln wuchern an den Rändern. Sonst steht da nichts mehr: »Das hat mir einen Stich versetzt. Es war ein großer schöner Baum, der immer saftige Äpfel hatte. Meine Mutter hatte diesen Baum so geliebt. Aus seinen Äpfeln machte sie immer einen wunderbaren Apfelkuchen. Jetzt war der Baum einfach weg! Mich wunderte schon, dass es mir, Jahre nachdem wir das Haus verkauft haben, noch so viel ausmachte. Ich hatte wohl doch noch nicht endgültig Abschied genommen.«

Der innere Abschied am Telefon – *Clara*

Claras Eltern sind beide friedlich aus dem Leben geschieden. Ohne Groll, ohne ungeklärte Geschichten. Der Vater starb bereits 1994 in hohem Alter. Clara war damals 40 Jahre alt: »Es ist schon komisch. Mein Vater kannte nicht einmal mehr meinen jetzigen Mann. Den habe ich damals, als ich 40 war, erst kennengelernt. Ich habe auch erst sehr spät geheiratet. Nach seinem Tod war dann Mama noch fast 20 Jahre alleine, sie war ja deutlich jünger gewesen als mein Vater. In dieses Leben musste sie sich zuerst hineinfinden. Sie war ja immer eine schwer arbeitende Frau gewesen, in der Landwirtschaft, im Haushalt. Ich habe sie als Kind eigentlich nur »arbeitend« in Erinnerung. Als dann mein Vater gestorben war, konnte sie sich auch einmal um sich selbst kümmern. Gerade in den letzten Jahren vor ihrem Tod ist sie mit sich ins Reine gekommen. Sie hatte nicht mehr das Gefühl, alles managen zu müssen. Mit 89 Jahren starb sie dann. Wir hatten noch viel Zeit gehabt, lange Gespräche mit ihr zu führen.« Die gelernte Kinderkrankenschwester ist eine Frau klarer Worte, die offen über ihre Familiengeschichte erzählt. Ihr Elternhaus hatte am Schluss keine große Rolle mehr für sie gespielt. Im Erdgeschoss wohnte bereits ihr Bruder mit seiner Familie. Die Wohnung ihrer Mutter war nach ihrem Tod schnell ausgeräumt worden. Wie ich es in »Geschwisterdynamiken« bereits beschrieben habe, lebte Claras Mutter in sehr bescheidenen Verhältnissen. Sie hatte nicht viele Besitztümer gehabt. Manchmal noch, wenn sie ihren Bruder in der Lüneburger Heide besucht, sieht sie ihr Elternhaus in dem kleinen Dorf wieder, doch es hat keine große Symbolkraft mehr. Inzwischen ist es das »Haus des Bruders« geworden.

Das Loslösen von ihren Eltern, eine Art innerer Abschied, passierte an einem Märzabend, völlig unerwartet für Clara. Zwei Jahre waren seit dem Tod der Mutter vergangen. Es war ein mentales Loslösen, ein Loslösen, das sich in ihrem Denken vollzog. Clara war mit ihrem Mann gerade von einer langen Südamerikareise zurückgekehrt. Aus purer Gewohnheit wollte sie kurz nach der Ankunft bei der Mutter anrufen, um sich zu vergewissern, dass alles gut sei. »Ich habe dann zu meinem Mann gesagt: Da ist keine Mama, die auf mich wartet. Später habe ich dann meine Schwester angerufen und ihr gesagt: Jetzt muss ich dich als Ersatz anrufen (sie lacht laut). Das war schon ein bisschen wie ein Schlüsselmoment für mich. Es war auch wie eine Befreiung. Ich habe wieder ein Stück Freiheit zurückbekommen. Vorher hat man sich immer Gedanken und Sorgen gemacht. Wenn die Eltern alt sind und schwächer werden, muss man sich melden. Man muss gucken, ob sie Hilfe brauchen. Die Sorge, dass sie Pflegefälle werden, war ja immer präsent.«

Der Alptraum vom leeren Elternhaus – *Katharina*

Katharina hat ihr Elternhaus noch im Kopf. Dort lebt es weiter, erklärt sie mir. Sie ist sich sicher, dass es diesen »endgültigen« Abschied nicht gibt. Seit zwei Jahren ist das Haus in einem Vorort von Frankfurt jetzt verkauft und die Ärztin war seitdem nicht mehr dort. Während der Monate des Räumens – gemeinsam mit ihrer jüngeren Schwester Renate –, an den vielen Wochenenden, lernte sie langsam loszulassen. Die eigentliche Schlussphase empfand sie aber als sehr schwierig. Alpträume suchten sie in dieser Zeit heim. Es waren regelrechte Verlustängste, die sich in den Träumen manifestierten. Diese Träume hatte sie immer in Nächten, wenn sie in ihrem Elternhaus schlief. Ehe das Haus von einem professionellen Entrümpler komplett ausgeräumt wurde, übernachtete sie ein paar Mal dort, um am nächsten Tag noch Bücher im Regal der Eltern durchzuschauen, letzte Dinge auszusortieren: »Es war dann immer der gleiche Traum. Ich wachte auf und das Haus war leer. Alles war weg. Panik überfiel mich, ich hätte etwas Wichtiges vergessen. Sachen nicht mitgenommen. Das war schrecklich. Als ich dann aufwachte, war ich froh, dass das Haus noch nicht leer war. Dieser Alptraum verfolgte mich. Ich träumte ihn sicherlich zwei oder drei Mal. Als das Haus dann letztlich wirklich leer war und ich gemeinsam mit meiner Schwester noch einmal durch die leeren Zimmer lief, war dieser Schrecken zum Glück verschwunden. Die Möbel und Sachen der Eltern waren weggeschafft worden, damit war auch ihr Geist weg. Doch dieser eine Gedanke: Du hast vielleicht im Haus etwas vergessen, was unwiederbringlich verloren ist, verfolgte mich noch zwei oder drei Monate lang. Ich war sehr froh, als mir eine Freundin erzählte, dass es ihr ähnlich ergangen war.«

Aus Sicht des Psychologen

Der endgültige Abschied?

Abschied nehmen bedeutet nicht vergessen. Oft denken wir, dass ein gelungener Abschied bedeutet, dass wir nicht mehr über den Menschen oder den Ort nachdenken. Dass er aus unserem Gedächtnis gelöscht wurde und wir dann so tun, als wäre alles nicht passiert. Genau das Gegenteil ist der Fall, denn es ist etwas passiert. Wir erinnern uns heute noch an viele Urlaube, an einen netten oder strengen Lehrer oder an schöne Momente. Unser Gehirn zeichnet akribisch in jeder Sekunde alles auf. Wenn wir uns an solche Momente erinnern, dann sind sie manchmal so real, als wäre es gestern gewesen. Wenn diese Momente bereits diese Wirkung haben, dann darf es uns nicht verwundern, dass so einschneidende Erlebnisse wie der Tod unserer Eltern oder der Verlust des Elternhauses uns lange im Gedächtnis bleiben und nicht einfach vergessen sind, nur weil wir das Elternhaus verkauft haben oder einen Schlussstrich gezogen haben.

Leben bedeutet, permanent Abschied nehmen zu müssen. Es gehört zum Menschsein genauso dazu wie das Atmen und das Essen. Mit der Geburt mussten wir bereits Abschied nehmen von der Geborgenheit im Bauch der Mutter. Dann mussten wir Abschied nehmen von gewohnten Abläufen zu Hause, als wir zur Tagesmutter, in die Kinderkrippe oder in den Kindergarten kamen. Wir mussten uns damit zurechtfinden, dass die Mutter nicht verfügbar war und plötzlich andere Menschen um uns herum waren. Wir haben uns im Laufe unseres Lebens von Menschen getrennt, weil sie weggezogen oder gestorben sind oder nicht mehr in unser Leben passten. Bei jedem Umzug haben wir Abschied von unserer alten Wohnung und dem alten Ort genommen. All das, was geschehen ist, ist zum Bestandteil unserer Biografie geworden. Weil viele dieser Erlebnisse uns geprägt haben, sind wir unter anderem heute der Mensch, der wir sind. Das alles konnten wir deshalb mehr oder weniger gut meistern, weil wir einerseits leidensfähige Wesen und andererseits sehr anpassungsfähig sind.

Wenn wir über Abschied sprechen, dann ist uns sehr oft nicht bewusst, was wir genau damit meinen. In der Regel haben wir einen dumpfen Schmerz, sind traurig und wollen, dass dieses Gefühl so schnell wie möglich weggeht. Das Gefühl der Trauer ist weder eine Störung noch eine Krankheit. Trauer ist eine wichtige Emotion, die uns helfen soll, mit einem Verlust fertigzuwerden. Um einen Abschied gut verarbeiten zu können, müssen wir also wissen, was genau wir verloren haben. Wenn eine Beziehung beendet ist, dann sind wir traurig, weil die Person nicht mehr da ist. Wenn wir genauer hinsehen, ist diese Betrachtung zu allgemein. Was uns fehlen könnte, ist vielleicht der vertraute Geruch dieser Person, der beruhigende Klang der Stimme, die Art, wie mit uns gesprochen wurde, der Humor, die angenehmen Berührungen, das Gefühl, das wir haben, wenn die Person in unserer Nähe war, und vieles mehr. Wir nehmen also nicht pauschal Abschied, sondern von ganz vielen Aspekten. Je genauer wir verstehen, was uns nun fehlt, desto gezielter können wir Abschied nehmen.

Wenn unsere Eltern sterben, dann nehmen wir von sehr vielem Abschied. Die Funktion, die sie hatten, ist nicht mehr da. Der Vater, der womöglich handwerklich geholfen hat, der stark war, wenn wir schwach waren, der das letzte Wort in Familienangelegenheiten hatte. Aber auch negative Aspekte können eine Rolle spielen. Etwa beim Vater, der getrunken hat, gewalttätig war oder emotional nicht greifbar. Da gab es vielleicht die Mutter, die uns das Gefühl gegeben hat, noch ein Kind zu sein, die uns Liebe entgegengebracht hat, die auch da war, wenn sonst niemand mehr da war. Oder die Mutter, die uns Schmerzen und Kummer bereitet hat. Neben der Funktion waren wir auch Teil eines Systems. Wir selbst hatten eine Rolle, von der wir uns nun verabschieden müssen. Wir müssen uns nicht mehr kümmern, nicht mehr wie Karin aushalten, ständig bei der Mutter zu sein, oder lange Strecken fahren, um sie zu besuchen. Wir nehmen auch Abschied von einer bestimmten Alltagsstruktur. Vielleicht haben wir die Eltern gepflegt oder sie regelmäßig besucht. Wir haben unseren Alltag danach ausgerichtet. Wenn unsere Eltern nicht mehr leben, haben wir oft einen komplett anderen Zeitplan.

Was uns oft am meisten schmerzt, ist der Abschied von der alten Familienstruktur. Vorher waren es Mama, Papa und Kinder. Diese Struktur ist weg, wenn unsere Eltern tot sind. Es gibt keine Mama und keinen Papa mehr. Demzufolge fühlen wir uns dann meist nicht mehr als Kind. Wir nehmen Abschied davon, dass wir nicht mehr die kleine Tochter oder der kleine Sohn von jemandem sind. Wir sind dann entweder einfach nur großgeworden oder selbst eine Mama oder ein Papa. Selbst Eltern geworden, die nun auch diesen Weg gehen, selbst einmal alt zu werden und auch einmal etwas zu hinterlassen, was irgendjemand später wegwerfen oder behalten wird. Das gilt auch, wenn wir selbst nicht zu Eltern geworden sind. Abschied nehmen ist ein Prozess. Eine Transformation hinein in einen neuen Lebensabschnitt. Ein Abschnitt, in dem wir die Rolle unserer Eltern endgültig übernehmen.

Wenn wir von Abschied sprechen, dann sprechen wir auch immer von einem Neuanfang. Was mache ich nun mit der vielen Zeit, wenn ich die Eltern nicht mehr pflegen muss? Was mache ich mit dem Geld aus dem Hausverkauf? Wie gehe ich mit meiner neuen Rolle um? Joachim war verwundert darüber, dass der gefällte Apfelbaum ihm noch immer einen Stich versetzt. In diesem Moment war neben der Trauer um den gefällten Baum auch die Tatsache schmerzlich, nicht mehr den leckeren Apfelkuchen der Mutter essen zu können. Clara bemerkte, dass sie Abschied nahm vom Ritual, die Mutter nach dem Urlaub anzurufen. Transformation bedeutet in diesem Zusammenhang, sich mit diesen scheinbar belanglosen Themen auseinanderzusetzen. Clara hat die Mutter durch die Schwester ersetzen können, um das Ritual fortzusetzen. Joachim könnte versuchen, das Rezept der Mutter nachzubacken. Abschied nehmen fällt uns manchmal einfacher, wenn wir zunächst im Kleinen anfangen. Auch hier halte ich es für wichtig, sich bei solchen Prozessen Zeit zu nehmen und seine Gefühle zu erforschen. So viele Menschen, wie es gibt, so viele Formen des Abschiednehmens kann es geben. Wir können mit Freunden darüber sprechen, Tagebuch führen oder in einen inneren Dialog mit dem Verstorbenen treten. Es gibt nicht den einen goldenen Weg.

Mit dem Tod unserer Eltern und dem Auflösen ihrer Wohnung geht ein Lebensabschnitt zu Ende. Ein Neuer kann beginnen. Wie dieser neue Abschnitt aussehen wird, liegt in unserer Hand.

Schlusswort

Eine alte indische Weisheitsgeschichte erzählt von einer Frau, die untröstlich über den Tod ihres ersten Kindes war. Der Schmerz drückte sie nieder. Als Gautama, der Buddha, in ihr Dorf kam, klagte sie ihm ihr Leid und fragte ihn: »Sie sprechen von der Güte, aber wo ist die Güte des Schicksals? Bringen Sie mir das Leben meines unschuldigen Kindes zurück!« Buddha sagte: »Hol mir eine Handvoll Senfkörner! Aber die Körner müssen aus einem Haus kommen, in dem in den letzten Jahren nichts Leidvolles geschehen ist.« Daraufhin ging die Frau los und klopfte an alle Türen ihres Dorfes. Kein Haus war in den letzten fünf Jahren ohne Trauer gewesen, niemand konnte ihr ein Senfkorn geben. Sie kehrte mit leeren Händen zu Buddha zurück und war von ihrem Schmerz befreit.[4]

Diese Geschichte lehrt etwas enorm Wichtiges in der Trauer: »Du bist nicht alleine.« Das ist auch eine Intention dieses Buchs. Das Auflösen des elterlichen Hausstands ist ein Prozess, den sehr viele Menschen durchmachen müssen. Die Erfahrungen von Rolf, Ingo, Karin und all den anderen Betroffenen in diesem Buch zeigen: Auch andere haben es geschafft. Das macht Mut.

Obwohl die vierzehn Frauen und Männer, die ich befragt habe, aus ganz unterschiedlichen Lebensumständen heraus ihr Elternhaus leerräumten – manche mit fast 60, andere schon mit Mitte 40 –, zeigten sich doch viele Gemeinsamkeiten. So ist es allen sehr wichtig gewesen, dass die Dinge der Eltern mit Respekt und Würde behandelt werden. Dass

4 erzählt nach R. Sriram: Yoga. Neun Schritte in die Freiheit: Ein Weg zu Gesundheit und Selbstbewusstsein, Theseus Verlag, 2010, S. 127

sie nicht einfach auf dem Müll landen, sondern möglichst noch eine neue Verwendung finden. Und wenn man die Wohnung nicht selbst komplett ausräumt und einen Entrümpler beauftragt, dann wünschen sich Betroffene jemanden, der pietätvoll damit umgeht.

Der Räumprozess zeigt, wie zentral die Eltern für unser Leben sind und wie schwer ihr Einfluss auch nach ihrem Tod abzuschütteln ist. Viele erleben dabei Momente von Schuld und Verrat: Wie kann ich dies oder das jetzt nur wegtun? Diplom-Psychologe Emir Ben Naoua hat hier hilfreiche Hinweise gegeben, über solche negativen Emotionen hinwegzukommen.

Nach den vielen Gesprächen mit Betroffenen komme ich zu dem Schluss, dass sowohl Männer als auch Frauen mit der Situation sehr bewusst umgehen. Meine weiblichen Gesprächspartner waren zwar eher bereit, über ihre Gefühle zu sprechen, doch auch viele der befragten Männer reflektierten mit Tiefgang diese Phase in ihrem Leben. Auch besonders pragmatische Männer wie Claus und Thomas nahmen nichts auf die »leichte Schulter«.

Die Reste eines Lebens wegzuräumen ist schwer, vor allem, wenn es sich um die Sachen der eigenen Eltern handelt, ganz gleich, wie gut oder schlecht man sich mit ihnen verstanden hat. Ich hoffe, dass dieses Buch dazu beiträgt, Betroffenen den Prozess zu erleichtern. Außerdem möchte ich aus eigener Erfahrung Mut machen, das Ausräumen als Chance zu sehen. Wenn wir das Leben unserer Eltern mit gebührender Achtsamkeit »aufräumen«, können wir auch ihren Tod besser verarbeiten und gestärkt in einen neuen Lebensabschnitt aufbrechen.

Kurzporträts der 14 Gesprächspartner

14 Menschen erzählen ihre »Geschichte des Auflösens«. Um sich besser in der eigenen Lebenssituation wiederfinden zu können, hier die Eckdaten meiner Interviewpartner:

David

46 Jahre alt, Versicherungsangestellter, verheiratet, zwei Kinder.

Er ist der Jüngste von drei Geschwistern. Sein Bruder ist sechs Jahre älter, die Schwester 14 Jahre. Sein Elternhaus steht im Hessischen und wird im Moment noch ausgeräumt. Es soll dann verkauft werden.

Die Mutter starb vor sechs Jahren an Krebs, der Vater 2012 mit fast 90 Jahren.

Ingo

57 Jahre alt, Tageszeitungsredakteur aus Bielefeld, verheiratet, ein Kind.

Ingo hat zwei Schwestern.

Beide Eltern starben kurz hintereinander hochbetagt im Pflegeheim im Sommer 2012. Ingo hat sein Elternhaus in Bielefeld im Sommer 2013 verkauft.

Rocco

63 Jahre alt, Schreiner, geschieden, zwei Kinder, fünf Geschwister (eigentlich sechs – eine Schwester ist gestorben).

Sein Elternhaus, das er nach dem Tod der Eltern gekauft hat, steht in Süditalien. Rocco lebt überwiegend in Deutschland.

Die Mutter starb mit über 90 Jahren im Jahr 2011, der Vater bereits 2002.

Joachim

46 Jahre alt, katholischer Theologe und Gefängnisseelsorger, drei Kinder.

Joachim hat einen älteren Bruder. Sein Elternhaus stand in der Nähe von Reutlingen und wurde nach zwei Jahren verkauft.

Der Vater starb bereits 1995 an einem Lungenleiden, die Mutter 2003 nach kurzer, schwerer Krebskrankheit.

Rolf

60 Jahre alt, freier Berater im Qualitätsmanagement, verheiratet, eine erwachsene Tochter.

Rolf hat keine Geschwister.

Seine Mutter ist 2008 mit 89 Jahren gestorben. Sein Vater hatte bereits 1966 einen tödlichen Herzinfarkt erlitten, als Rolf 14 Jahre alt war.

Die elterliche Villa am Rande Dortmunds wurde 2011 verkauft.

Claus

46 Jahre alt, technischer Angestellter, verheiratet und zwei Kinder.

Claus hat eine ältere Schwester.

Die Mutter starb 2006 nach schwerer Krebskrankheit, der Vater ist bereits 1996 gestorben.

Das Elternhaus wurde erst im Frühjahr 2013 verkauft.

Thomas

46 Jahre alt, Rettungsassistent beim Deutschen Roten Kreuz, verheiratet, zwei Kinder.

Thomas hat keine Geschwister.

Der Vater starb 2006 mit 75 Jahren nach längerer Phase des Dahinsiechens, die Mutter starb 1984, als er 18 Jahre alt war, an Darmkrebs.

Thomas wohnt jetzt mit seiner Familie in seinem Elternhaus.

Sigrid

46 Jahre alt, Religionslehrerin am Gymnasium, verheiratet, drei Kinder.

Sie hat einen jüngeren Bruder.

Sigrids Mutter starb 2010 mit 75 Jahren wahrscheinlich an einer Medikamentenunverträglichkeit. Ihr Vater starb schon einige Jahre zuvor.

Das Elternhaus steht in der Nähe von Karlsruhe. Nach längerer Überlegung hat Sigrid das Haus behalten. Ihr Sohn wohnt dort mit einem Freund in einer Studenten-WG.

Barbara

ist 48 Jahre alt, verheiratet und hat zwei Kinder. Von Beruf Architektin, wohnt Barbara in Südbaden an der Schweizer Grenze.

Sie hat eine jüngere Schwester.

Die Mutter starb 2009 an einem Herzinfarkt mit nur 69 Jahren. Der Vater starb 2012 mit 74 Jahren an Krebs.

Die elterliche Wohnung befand sich in Franken und wurde 2013 verkauft.

Clara

59 Jahre alt, Hausfrau, verheiratet, eine Tochter.

Clara hat zwei Schwestern und zwei Brüder.

Sie wohnt in Süddeutschland, stammt aber aus der Lüneburger Heide, wo ihr Elternhaus steht. Nach dem Tod der Mutter hat einer der Brüder das Haus komplett übernommen.

Die Mutter starb 2007, der Vater bereits zehn Jahre zuvor.

Claudia

46 Jahre alt, verheiratet, drei Kinder. Sie ist Diplom-Sozialpädagogin und arbeitet in der Jugendhilfe in Reutlingen.

Claudia hat eine Schwester.

Der Vater starb 2005 an Krebs, die Mutter 2001 an einer chronischen Erkrankung.

Das Elternhaus in der Nähe von Ludwigsburg wurde 2006 verkauft.

Karin

55 Jahre alt, Hausfrau, verheiratet, eine Tochter, stammt aus Norddeutschland.

Sie wohnt seit über 20 Jahren in Baden-Württemberg in der Nähe von Ludwigsburg.

Karin hat keine Geschwister.

Das Elternhaus in Schleswig-Holstein wurde schon vor Jahren verkauft.

Die Mutter starb 2004 an Krebs, der Vater bereits 1992 mit 61 Jahren, ebenfalls an Krebs.

Katharina

51 Jahre alt, Ärztin, wohnt in Köln.

Sie hat eine Schwester.

Das Elternhaus bei Frankfurt wurde verkauft.

Die Mutter starb 2005 mit 72 Jahren an Darmkrebs, der Vater starb 2012 mit 80 Jahren an Altersschwäche.

Marietta

40 Jahre alt, arbeitet in der Personalentwicklung eines Unternehmens, verheiratet.

Die Mutter starb 2011 mit 65 Jahren an Brustkrebs, der Vater schon ein paar Jahre zuvor an einer chronischen Nierenkrankheit.

Das Elternhaus wurde 2012 verkauft.

Literaturempfehlungen

Hier ein Auswahl weiterer Bücher, die mir im Prozess der Haushaltsauflösung sehr hilfreich erscheinen:

Barbara Dobrick: Wenn die alten Eltern sterben: Das endgültige Ende der Kindheit, Herder Verlag, 1989

Der »Klassiker« zum Tod der Eltern gibt wichtige Hinweise, wie die einzelnen Stufen der Trauer ablaufen, wie man sich als Kind, das plötzlich »Vollwaise« wurde, in den einzelnen Phasen der Trauer fühlt. Sehr interessant ist das Kapitel »Geschwister ohne Elternhaus«.

Erich Fromm: Die Kunst des Liebens, Ullstein Taschenbuch, 2005

Das Buch des deutsch-amerikanischen Psychoanalytikers und Philosophen über die Formen der Liebe ist nach wie vor ein »Muss«, obwohl es schon 1956 zum ersten Mal erschienen ist. Wichtig für das »Elternhaus-Thema« ist das Kapitel »Liebe zwischen Eltern und Kind«, wo die Wesenzüge dieser Liebe beschrieben werden. Ihr Hauptmerkmal ist vor allem die Bedingungslosigkeit.

Roland Kachler: Meine Trauer wird dich finden. Ein neuer Ansatz in der Trauerarbeit, Kreuz Verlag, 2005

Das sensibel geschriebene Buch macht Mut, in einen inneren Dialog mit dem Verstorbenen zu treten. Sehr hilfreich ist das Kapitel »Erinnern schmerzt und tröstet«.

Elisabeth Kübler-Ross/David Kessler: Geborgen im Leben. Wege zu einem erfüllten Dasein, Herder Verlag, 2012

Ein sehr weises Buch der großen Sterbeforscherin, geschrieben zusammen mit dem Experten in Hospizarbeit David Kessler. Die Texte machen deutlich, was wir von Sterbenden lernen können und vor allem, warum wir das Leben bejahen sollten. Ein positives Buch, das zum Aufbruch in einen neuen Lebensabschnitt einlädt.

Werner Tiki Küstenmacher/Lothar Seiwert: Simplify your life. Einfacher und glücklicher leben, Campus Verlag, 2008

Viele praktische Tipps, wie man richtig entrümpelt. Das Buch geht dabei sehr systematisch vor, kann auch beim Auflösen der Wohnung der Eltern helfen. Das Aufräumen wird mit dem vielleicht manchmal auch nötigen Quäntchen Humor gesehen.

Karen Kingston: Feng Shui gegen das Gerümpel des Alltags, Rowohlt Verlag, 2009

Die Feng Shui-Expertin macht in diesem Buch deutlich, wie Gerümpel unsere Energien bindet und lähmt. Sehr empfehlenswert, auch wenn man nicht ein 100-prozentiger Anhänger der chinesischen Harmonielehre ist.